Die „Monographien aus dem Gesamtgebiete der Neurologie und Psychiatrie" sind in zwei selbständige Reihen, und zwar

Schriftenreihe Neurologie / Neurology Series und

Monographien aus dem Gesamtgebiete der Psychiatrie / Psychiatry Series

aufgeteilt worden, da das Gesamtgebiet der Neurologie und Psychiatrie nicht mehr vom einzelnen übersehen werden kann. Die sprunghafte Entwicklung der Grundlagenforschung, die Erschließung neuer Methoden und Anwendungsgebiete haben jeder der beiden Nachbardisziplinen so viel Eigenleben und Eigenständigkeit gegeben, daß sich die Organisation der wissenschaftlichen Mitteilung auf diese neue Situation einstellen mußte.

Schriftenreihe Neurologie — Neurology Series

Band 1

Werner Kahle

Die Entwicklung der menschlichen Großhirnhemisphäre

Mit 55 Abbildungen

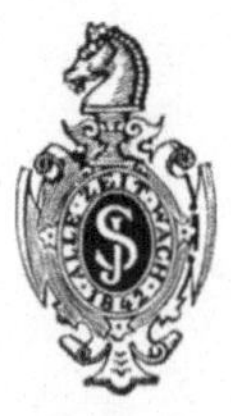

Springer-Verlag Berlin · Heidelberg · New York 1969

Dr. med. Werner Kahle
Privatdozent für Neurologie an der Universität Würzburg

Aus der Neurologischen Universitätsklinik Würzburg (Prof. G. Schaltenbrandt),
aus dem Neurologischen Institut (Edinger Institut) der Universität Frankfurt
und der Neuropathologischen Abteilung des Max-Planck-Institutes für Hirnforschung Frankfurt
(Prof. W. Krücke)

ISBN 978-3-540-04703-2   ISBN 978-3-642-86247-2 (eBook)
DOI 10.1007/978-3-642-86247-2

Dem Andenken meines verehrten Lehrers
Professor Dr. Dr. h. c. Hugo Spatz

Inhaltsverzeichnis

Einleitung

Unsere Kenntnisse vom Aufbau der Großhirnhemisphäre verdanken wir zum größten Teil *phylogenetischen* Studien. Für die zahlreichen vergleichenden anatomischen Arbeiten waren die Untersuchungen LUDWIG EDINGERs wegweisend, der in seinen „Vorlesungen über den Bau der nervösen Zentralorgane des Menschen und der Tiere" (1886, 1904, 1908, 1911) die Fülle der Einzelbeobachtungen zu einem geordneten Ganzen zusammenfaßte. An der Hemisphäre unterschied er einen dorsalen, dünnwandigen Teil, das „*Episphaerium*" und einen basalen kompakten Teil, das „*Hyposphaerium*", das aus Riechhirn, Corpus striatum und Septum besteht (EDINGER, 1905). Mit der Unterscheidung „*alter*" Hirnteile, die sich während der Phylogenese früh entwickelt haben, und „*neuer*" Hirnteile, die sich erst spät entwickelt haben, stellte EDINGER die prinzipiellen Gesichtspunkte heraus, die auch heute noch bei der Gliederung des Gehirns von grundsätzlicher Bedeutung sind. Es schmälert das Verdienst EDINGERs nicht, wenn manche seiner Ansichten durch spätere Forschungsergebnisse abgeändert oder abgelöst wurden.

Für die früh und spät entwickelten Regionen des Endhirnes führte ELLIOT SMITH (1901) die Bezeichnungen „*Archipallium*" und „*Neopallium*" ein. Von einer Konzeption BROCAS ausgehend trennte er als „*Archipallium*" den Hippocampus und die dorsale Septumregion vom übrigen Episphaerium ab und rechnete sie zum Riechhirn. Die Vereinigung von Hippocampus und basalen olfaktorischen Zentren zum „*Rhinencephalon*", die heute noch vorherrscht, wurde allerdings bereits damals von JUDSON HERRICK (1908) kritisiert. Er betrachtete das Archipallium als einen selbständigen Anteil des Episphaeriums.

JOHNSTON (1909, 1910, 1923) stellte die grundsätzliche, auch für ontogenetische Untersuchungen wichtige Behauptung auf, daß in den Hemisphären der niederen Vertebraten schon alle Hauptbestandteile, wenn auch in sehr unterschiedlichem Differenzierungsgrad, wie im Primatengehirn vorhanden seien. Diese Auffassung steht durchaus nicht im Gegensatz zu der Gliederung in früh und spät entwickelte Anteile, denn bei diesen Hauptbestandteilen der primitiven Hemisphären handelt es sich lediglich um „*Primordialbezirke*", in deren Bereich sich die großen Hemisphärenabschnitte erst früher oder später entfalten. KUHLENBECK (1924, 1927, 1929) wies in vergleichenden Untersuchungen an Amphibien-, Reptilien- und Säugerhemisphären solche homologen „Hauptregionen" nach. Eine weitere Untergliederung des Neopalliums in Segmente und Sektoren versuchte CHRISTFRIED JAKOB (1911) durchzuführen.

Die architektonische Schule bestätigte mit ihren eigenen Methoden die Ergebnisse der vergleichenden Anatomen. Der *homogenetische Cortex* (BRODMANN) oder *Isocortex* (O. VOGT) entspricht dem Neocortex, der *heterogenetische Cortex* (BRODMANN) oder *Allocortex* (O. VOGT) dem Archicortex und Palaeocortex. Schwierigkeiten bereiteten die Grenzregionen zwischen Isocortex und Allocortex, da sich die Grundstrukturen der letzteren hier ändern und bis zu einem gewissen Grade annähern. FILIMONOFF (1947) grenzte daher die Randgebiete des Palaeocortex und des Archicortex als

„Periallocortex" ab und wollte diesen als dritten Rindentyp neben dem Isocortex und dem Allocortex verstanden wissen. In ähnlicher Weise faßte OSKAR VOGT (1956) die primitiver gebauten Randbezirke des Isocortex als *„Proisocortex"* zusammen und stellte diesen ebenfalls als dritten Rindentyp neben Isocortex und Allocortex. Wenn es sich dabei um einen wirklich selbständigen dritten Rindentyp handeln würde, so wäre er als eine weitere „Hauptregion" im Hemisphärenbauplan aufzufassen. Das erstere ist jedoch sehr zweifelhaft, denn die genannten Grenzregionen sind ebenso uneinheitliche Formationen wie der Allocortex selbst.

Auch während der *ontogenetischen Entwicklung* der Hemisphäre tritt eine Gliederung in früh und in spät differenzierte Anteile zutage, die in ähnlicher Weise wie in der Phylogenese den Aufbau der Hemisphäre erkennen läßt. Die ontogenetischen Untersuchungen, die sich mit der Großhirnhemisphäre befassen, sind freilich gegenüber der Fülle phylogenetischer Arbeiten sehr spärlich. Sie beschränken sich zudem meist auf einen bestimmten Zeitabschnitt oder auf die Entwicklung eines umschriebenen Endhirnbezirkes. Als einziger hat RETZIUS (1896) eine geschlossene, jedoch nur makroskopische Darstellung der menschlichen Endhirnentwicklung gegeben. HIS (1889, 1904) und HOCHSTETTER (1919) verfolgen die Hemisphärenentwicklung nur bis zum vierten intrauterinen Monat. MARION HINES (1922) und MACCHI (1951) befassen sich nur mit der Hippocampus- resp. Riechhirnentwicklung. Für die Bearbeiter der Cortexentwicklung, BRODMANN (1909), MAXIMILIAN ROSE (1926), FILIMONOFF (1929, 1947) und E. BECK (1940) geht es vorwiegend um die Klassifizierung der Rindentypen. Die wenigen Autoren, die eine Felderung der fetalen Hemisphäre durchführten, beschränkten sich auf bestimmte Areale; so grenzten BOLTON u. MOYES (1912) die Präzentralregion und die Calcarina bei einem Fetengehirn aus der zweiten Hälfte des fünften Monats ab und KONONOWA (1940) felderte den Frontallappen bei verschieden alten Feten. Die myelogenetischen Arbeiten FLECHSIGS (1920) u. a. verfolgen die Hemisphärenentwicklung lediglich für eine sehr späte Phase, in der die Morphogenese der Hemisphäre im wesentlichen schon abgeschlossen ist. Von einer zusammenhängenden Darstellung der Hemisphärenentwicklung kann also bei allen diesen Untersuchungen nicht die Rede sein.

Unsere Bearbeitung der Hemisphärenentwicklung fußt auf den Arbeiten von H. SPATZ, der das heterochrone Wachstum der Hirnteile und die damit verbundenen Verschiebungen der einzelnen Regionen gegeneinander in den Vordergrund seiner Betrachtungen stellte. Während HOCHSTETTER im allgemeinen eine statisch-topographische Beschreibung der verschiedenen Entwicklungsstadien gab, untersuchte SPATZ die Bewegungsabläufe bei der Formentwicklung der Hemisphäre (*„Morphokinese"*). Die Vorstellungen von der „Rotation" der Hemisphäre (CHR. JAKOB), der „Internation" des Allocortex, der limbischen Rinde, der Inselregion und der früh myelinisierten Primärgebiete des Neocortex, gegenüber der „Promination" bestimmter später Neocortexanteile (darunter der „Basale Neocortex") spielen bei ihm eine besondere Rolle. Der „Basale Neocortex" des Frontal- und des Temporallappens entwickelt sich sowohl bei der Gyrifizierung, als auch bei der Markscheiden- und Nervenzellenreifung auffällig spät. SPATZ hält eine weitere, progressive Evolution dieses Gebietes für möglich.

Im Mittelpunkt unserer Untersuchungen steht die ontogenetische Entwicklung der Hemisphäre als ganzes und die Lageveränderungen der verschiedenen Hemisphärenanteile während der Entwicklung. Dabei haben wir den ganzen Zeitraum von der Bildung der Hemisphärenbläschen bis zum Ende der Schwangerschaft berücksichtigt.

Die äußere Morphogenese, die Furchenbildung und Balkenentwicklung, wurde dabei nur kurz behandelt, da dies bereits eingehend bearbeitet worden ist. Wichtig erschien es uns jedoch, *nicht nur die Differenzierung der Hirnrinde an der Außenfläche* der Hemisphäre zu verfolgen, *sondern auch das Verhalten der Matrix an der Innenfläche*. Da bislang über die Formentwicklung der Hemisphäreninnenfläche, also des Seitenventrikels, keine ausreichende Beschreibung vorliegt, mußten wir diesen Teil etwas ausführlicher behandeln.

Die Frühentwicklung der Hemisphärenwand wurde bereits von HIS (1904) untersucht. Danach beginnt die Differenzierung mit einer Verbreiterung des Neuroepithels zu einer mehrschichtigen Zellplatte, eben der *„Matrix"*, in der die Produktion des gesamten Zellmaterials stattfindet. Außen grenzt eine schmale, zellfreie Zone an die Matrix, der *„Randschleier"*. Die neugebildeten Zellen wandern aus der Matrix in Richtung gegen den Randschleier aus und bilden zwischen Matrix und Randschleier eine locker gebaute *„Zwischenzone"* oder *„Mantelzone"*. Wir bezeichnen diese Schicht als *„Differenzierungszone"*, weil sich in ihr die Nervenzellen differenzieren und zu den bleibenden grauen Zentren gruppieren. An ihrer äußeren Grenze gegen den Randschleier kommt es zu einer sehr dichten Lagerung der Zellen, die hier schließlich eine von der übrigen Differenzierungszone abgesetzte dunkle Schicht bilden, die *„Rindenplatte"* (HIS) oder *„primäre Rinde"* (STARCK), aus der sich die endgültige Hirnrinde entwickelt.

Nach einer gewissen Zeit versiegt die Auswanderung der Zellelemente aus der Matrix (*„Matrixaufbruch"* nach SPATZ) und es setzt die Umwandlung in das Ependym ein. SPATZ (1925 u. 1927) und RICHTER (1965 u. 1966) haben nachgewiesen, daß der Aufbruch der Matrix im Hirnstamm, einschließlich des Zwischenhirnes, wesentlich früher eintritt (bereits während des dritten Monats), als im Endhirn, wo die Migration selbst beim Neugeborenen noch nicht völlig abgeschlossen ist. Das Verhalten der Matrix während der Entwicklung läßt sich in verschiedene Phasen der *„Migration"* und der *„Exhaustion"* (Aufbruch) einteilen (KAHLE, 1951). Da diese Phasen in verschiedenen Regionen zu unterschiedlicher Zeit, also heterochron, ablaufen, läßt sich die Ventrikelwand nach ihren Reifungsunterschieden in bestimmte Areale untergliedern (KAHLE, 1956). Eine solche Gliederung ist in der vorliegenden Arbeit an der Wand des Seitenventrikels durchgeführt worden. Sie wurde dann in Beziehung zur Hemisphärenaußenfläche gesetzt. *Die oben erwähnten Hauptbestandteile der Hemisphäre lassen sich an der Ventrikelfläche infolge der unterschiedlichen Wandstruktur abgrenzen und der ursprüngliche Aufbau der Hemisphäre bleibt hier klarer und übersichtlicher erhalten als an der Oberfläche.*

Gegenüber den Ventrikelwänden des Hirnstammes weist die Wand des Seitenventrikels eine Besonderheit auf, die bei der Beurteilung der Wandstruktur berücksichtigt werden muß: zum großen Teil wandert das neugebildete Zellmaterial nicht sofort in die Peripherie ab, wie dies im Hirnstamm der Fall ist, sondern bleibt für längere Zeit als eine breite, zelldichte Zone direkt unter der Matrix liegen. Wir bezeichnen diese Zone undifferenzierter Zellen als „Keimlager". In der Literatur besteht eine ziemliche Verwirrung bezüglich der Begriffe „Matrix" und „Keimlager". Manche Autoren verwenden beide synonym für die Matrix. Matrix und Keimlager müssen jedoch voneinander unterschieden werden: die Matrix ist die mehrschichtige epitheliale Wandbekleidung, das Keimlager dagegen die angrenzende, wesentlich breitere Zone von undifferenziertem Zellmaterial.

Material und Methode

Das verwendete Material bestand ausschließlich aus menschlichen Embryonen. Die Serien sind bis zum vierten Monat H. E. gefärbt, vom vierten Monat bis zum achten Kresyl-Violett. Es standen Schnittserien folgender Stadien zur Verfügung:

3 mm Gesamtlänge (Sammlung Prof. KALLIUS)	vollständige Serie	
5 mm Gesamtlänge (Sammlung Prof. KALLIUS)	vollständige Serie	
8 mm Gesamtlänge (Sammlung Prof. KALLIUS)	vollständige Serie	
9 mm Gesamtlänge	vollständige Serie	
10 mm Gesamtlänge	vollständige Serie	
11 mm Gesamtlänge	vollständige Serie	
13 mm Gesamtlänge	vollständige Serie	
19 mm Scheitel-Steiß-Länge	vollständige Serie	frontal
24 mm Scheitel-Steiß-Länge	vollständige Serie	frontal
37 mm Scheitel-Steiß-Länge	vollständige Serie	frontal
50 mm Scheitel-Steiß-Länge	vollständige Serie	frontal
58 mm Scheitel-Steiß-Länge	vollständige Serie	frontal
64 mm Scheitel-Steiß-Länge	vollständige Serie	frontal
83 mm Scheitel-Steiß-Länge	vollständige Serie	horizontal
110 mm Scheitel-Steiß-Länge	Auszug	horizontal
116 mm Scheitel-Steiß-Länge	vollständig	frontal
120 mm Scheitel-Steiß-Länge	vollständig	frontal
125 mm Scheitel-Steiß-Länge	vollständig	sagittal
130 mm Scheitel-Steiß-Länge	Auszug	frontal
145 mm Scheitel-Steiß-Länge	Auszug	frontal
154 mm Scheitel-Steiß-Länge	vollständig	frontal
157 mm Scheitel-Steiß-Länge	vollständig	horizontal
176 mm Scheitel-Steiß-Länge	Auszug	frontal
6. Monat ohne Größenangabe (Sammlung Prof. EICKE)	vollständig	frontal
180 mm Scheitel-Steiß-Länge	Auszug	frontal
210 mm Scheitel-Steiß-Länge	vollständig	horizontal
275 mm Scheitel-Steiß-Länge	vollständig	frontal
8. Monat ohne Größenangabe (Sammlung Prof. EICKE)	vollständig	frontal
8. Monat ohne Größenangabe	Auszug	frontal

Die Altersbestimmung der Embryonen wurde nach den Tabellen von MALL und von MICHAELIS durchgeführt. Bei Feten wurden außerdem die Kopfumfänge nach den Angaben von DAFFNER und VON PFAUNDLER berücksichtigt. Bei den Fetengehirnen ohne Größenangaben wurde der Entwicklungsmonat nach dem Atlas von RETZIUS bestimmt. Unter Berücksichtigung der Opercularisierung der Insel und des Auftretens der Zentralfurche läßt sich der Monat ohne Schwierigkeit angeben. Innerhalb kleinerer Zeiträume, wie Wochen, bestehen jedoch sehr erhebliche individuelle Reifungsschwankungen.

Die Plattenkonstruktionen wurden aus Polystirol-Schaumstoff-Platten hergestellt, die in beliebiger Stärke erhältlich sind. Die von den Schnitten abgenommenen Umrisse wurden mit dem Glühdraht ausgeschnitten und unter Kontrolle an gleichaltrigen Sagittalserien und an den Hochstetterschen Modellen zusammengesetzt. Die Ventrikelausgüsse wurden von formolfixierten Gehirnen abgenommen, die sich noch in der Schädelbasis befanden. Die fetalen Gehirne sind auch nach der Formolfixation von einer weichen, fast zerfließlichen Konsistenz, so daß die üblichen Ausgußmethoden nicht infrage kommen. Es wurde eine dünnflüssige Silicon-Kautschuk-Lösung verwendet, die in beide Hinterhörner eingegossen wurde. Nach 24 Std wurde die Hirnsubstanz entfernt und es fanden sich durchweg gut gefüllte formgetreue

Abbilder des Seitenventrikels. Der dritte Ventrikel war meist nur mangelhaft gefüllt. Ein Vergleich von Ventrikelmodellen, die durch Ausgießen gewonnen wurden, mit solchen, die als Plattenrekonstruktion hergestellt wurden, ergab gewisse Unterschiede, die jedoch gering sind und für unsere Zwecke außer acht gelassen werden können. Sie beruhen auf der Schrumpfung der Schnitte während der histologischen Bearbeitung, wodurch die Plattenrekonstruktionen etwas graziler ausfallen als die Ausgüsse.

Bei den graphischen Rekonstruktionen wurden von den Schnittserien je nach Alter des Embryos die Umrisse jedes fünften, zehnten oder zwanzigsten Schnittes abgezeichnet und die mikroskopisch ermittelten Grenzen in die Zeichnung übertragen. Jedem Umriß war eine der Medianebene des Gehirns entsprechende Senkrechte hinzugefügt, mit der alle Grenzpunkte durch waagerechte Linien verbunden wurden. Die auf der Senkrechten gewonnenen Abstände, an denen die perspektivische Verkürzung bei der Abbildung einer konvexen Fläche zum Ausdruck kommt, wurden dann auf einer maßstabgerecht vergrößerten Seitenansicht eingetragen. Über diese war ein System paralleler Linien gelegt, deren Neigung sich aus der jeweiligen histologischen Schnittrichtung und deren Abstand sich aus der Schnittdicke und den Intervallen der Auszugsserie ergab. Jeder Umrißzeichnung entsprach also eine bestimmte Linie und auf diese wurden dann die ermittelten Grenzpunkte eingetragen. Als Seitenansichten der jüngeren Hemisphären dienten Hochstettersche Modelle, für die fetalen Hemisphären standen Fotos zur Verfügung.

Bei der Felderung der fetalen Hemisphären aus dem fünften, sechsten und achten Monat wurden soweit wie möglich die Symbole BRODMANNs für die verschiedenen Felder beibehalten. In einigen Bezirken jedoch, besonders in den um die Insel herumliegenden Arealen weichen die Zeichen von den Brodmannschen Vorbildern ab, da hier in erster Linie Reifungsunterschiede der Rinde zur Darstellung kommen, die nicht ohne weiteres mit den späteren Feldern zusammenfallen. Die Bearbeitung der Rindenentwicklung mußte auf die laterale Hemisphärenfläche beschränkt bleiben, da die mediale meist mangelhaft erhalten war. In vielen Fällen findet man große Teile der fetalen Hirnrinde im sog. „status verrucosus", der früher als ein normales Entwicklungsstadium angesehen wurde, jetzt aber als Fixierungsartefakt erkannt ist. Im status verrucosus ist die normale Struktur der Rinde völlig verloren gegangen.

Befunde

Der zweite Monat

Während des zweiten intrauterinen Monats läuft die Primitiventwicklung der Hemisphäre ab. Sie beginnt in der ersten Hälfte des Monats mit der Bildung der sekundären Hirnbläschen und endet mit der in der zweiten Monatshälfte einsetzenden „Rotation". Der anfangs kugelförmige Seitenventrikel wird dabei zu einem gekrümmten Hohlraum umgeformt, an dessen Wand man schon in diesem Stadium verschiedene Abschnitte der Hemisphärenblase unterscheiden kann: den Abschnitt des Palaeocortex, den lateralen Ganglienhügel (Striatumbezirk), die Inselregion, das Neopallium und das Archipallium (Hippocampus). Obwohl diese Bestandteile der Hemisphäre zu diesem Zeitpunkt noch nichts von ihrer späteren Struktur erkennen lassen, erlaubt ihre heterochrone Entwicklung und die damit verbundene unterschiedliche Beschaffenheit der Matrix eine Abgrenzung.

Erste Hälfte des zweiten Monats

Die frühesten von uns untersuchten Entwicklungsstadien, Embryonen von 3 mm und 5 mm Länge, was dem Übergang vom ersten zum zweiten Schwangerschaftsmonat entspricht, zeigen noch keine paarigen Endhirnbläschen. Bei ihnen wird das rostrale Ende des Neuralrohres von der primitiven Endhirnblase, dem *„Telencephalon impar"*, gebildet, wie es schon von HIS (1889, 1904) und von HOCHSTETTER (1919) beschrieben worden ist. Zwischenhirn und Endhirn stellen auf dieser Entwicklungsstufe ein einheitliches Gebilde dar, das *„Prosencephalon"*. Die erste Andeutung einer paarigen Bildung fanden wir bei einem Embryo von 8 mm Länge. Etwas später, bei Embryonen von 9 und 10 mm Länge sind dann die sekundären Endhirnbläschen gut entwickelt und lassen in ihrer ventralen Wand bereits eine schmale Differenzierungszone erkennen.

Zu diesem Zeitpunkt wollen wir die Darstellung der Hemisphärenentwicklung mit der Beschreibung eines *Embryos von 11 mm Gesamtlänge* beginnen. Wie sein auf Abb. 1 a wiedergegebenes Ventrikelsystem (Plattenrekonstruktion) zeigt, stellt der innere Hohlraum ein genaues Negativ der äußeren Hirnform dar. Das ist solange der Fall, wie die Wand der Endhirnblase nur aus der Matrix und einer schmalen Differenzierungszone ohne lokale Verdickungen besteht. Erst wenn in bestimmten Bezirken eine Wandverdickung durch die Vergrößerung der Differenzierungszone eintritt, beginnt die Form des Ventrikelhohlraumes von der äußeren Hirnform abzuweichen. Der „Ausguß" des Ventrikelsystems (in unserem Falle eine Plattenrekonstruktion) bietet dementsprechend das etwas verkleinerte Bild eines embryonalen Gehirns. Die Scheitelbeuge ist voll ausgebildet und die Grenzen der einzelnen Hirnbläschen sind mit Ausnahme der Mittelhirn-Zwischenhirngrenze gut auszumachen. Dorsal vom dritten Ventrikel wölbt sich als kleine Halbkugel der Seitenventrikel des Endhirnes vor. Die Grenze zwischen beiden Ventrikeln ist durch eine Einschnürung markiert, den *„Sulcus hemisphaericus"* (HOCHSTETTER), der das primitive Foramen Monroi umschließt. Dieses besitzt nahezu den gleichen Durchmesser wie der Hemisphärenhohlraum und erstreckt sich bis zum oralen Pol der Endhirnblase. Caudal hingegen hat sich die Blase bereits über den Hinterrand des Foramens ausgedehnt, so daß der Sulcus hier deutlicher ausgeprägt ist. *Von Anfang an macht sich also eine vorwiegend caudalwärts gerichtete Ausdehnungstendenz der Hemisphärenblase bemerkbar.*

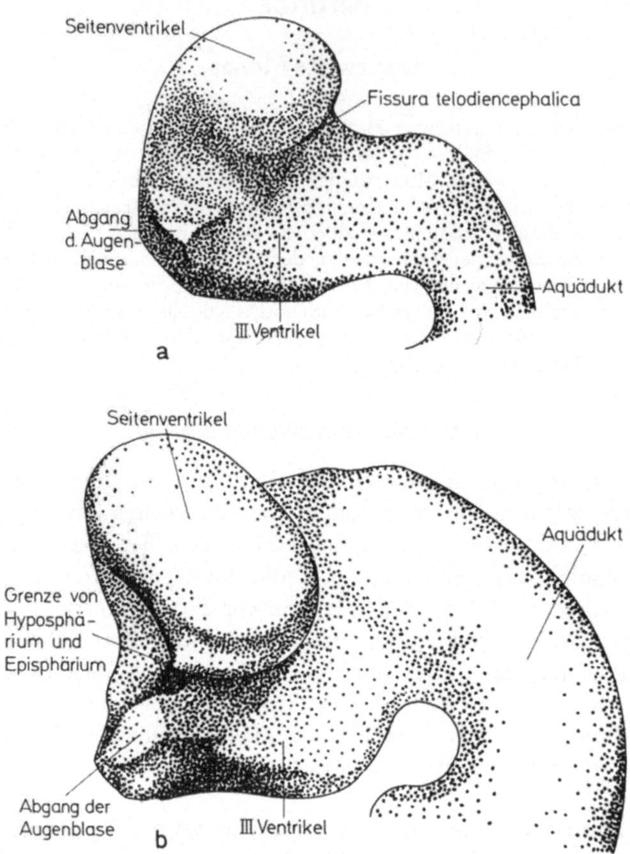

Abb. 1. Ventrikelsystem bei Embryonen aus der Mitte des zweiten Monats. Plattenrekonstruktion, Vergr. 12fach. a Embryo von 11 mm Länge; innere und äußere Oberfläche des Vorderhirnes entsprechen einander. b Embryo von 13 mm Länge; die oro-ventrale Fläche des Seitenventrikels wird durch die Vorwölbung der Ganglienhügel (Hyposphaerium) eingedellt; die Grenze zwischen Hyposphärium und Episphärium erscheint als leichte Aussackung

An der nächsten Rekonstruktion (Abb. 1 b), die das *Ventrikelsystem eines Embryos von 13 mm Länge* wiedergibt, sind die späteren Formveränderungen des Hemisphärenhohlraumes bereits angedeutet. Er besitzt eine ovale Gestalt und ladet noch stärker als im vorigen Stadium nach caudal aus, was zu einer weiteren Vertiefung des Sulcus hemisphaericus führt und eine dem dritten Ventrikel zugekehrte Medianfläche des Seitenventrikels entstehen läßt. Am Ventrikelboden macht sich eine flache Einsenkung bemerkbar, die basal an einem kleinen Buckel (Grenze von Hyposphaerium und Episphaerium) endet. Sie wird durch die Verdickung der ventralen Hemisphärenwand hervorgerufen, die den sog. „*Hemisphärenstiel*" (HOCHSTETTER) bildet und dem

„Hyposphaerium" EDINGERs entspricht. Die Vorwölbung des Hemisphärenstieles gegen den Ventrikelraum wird als *„Ganglienhügel"* bezeichnet, weil sich hier die basalen Ganglien, Putamen und Caudatum entwickeln. An dem erwähnten kleinen Buckel geht das caudale Ende des Ganglienhügels in die dünne Wand der Hemisphärenblase über. Hier liegt also die Grenze zwischen dem ventralen, kompakten Anteil des Endhirns (Hyposphaerium) und dem dorsalen blasigen Teil (Episphaerium), die eine besondere Bedeutung für den Vorgang der Hemisphärenrotation (CHR. JAKOB, 1911; SPATZ, 1949) und für die Ausbildung des Unterhornes gewinnt.

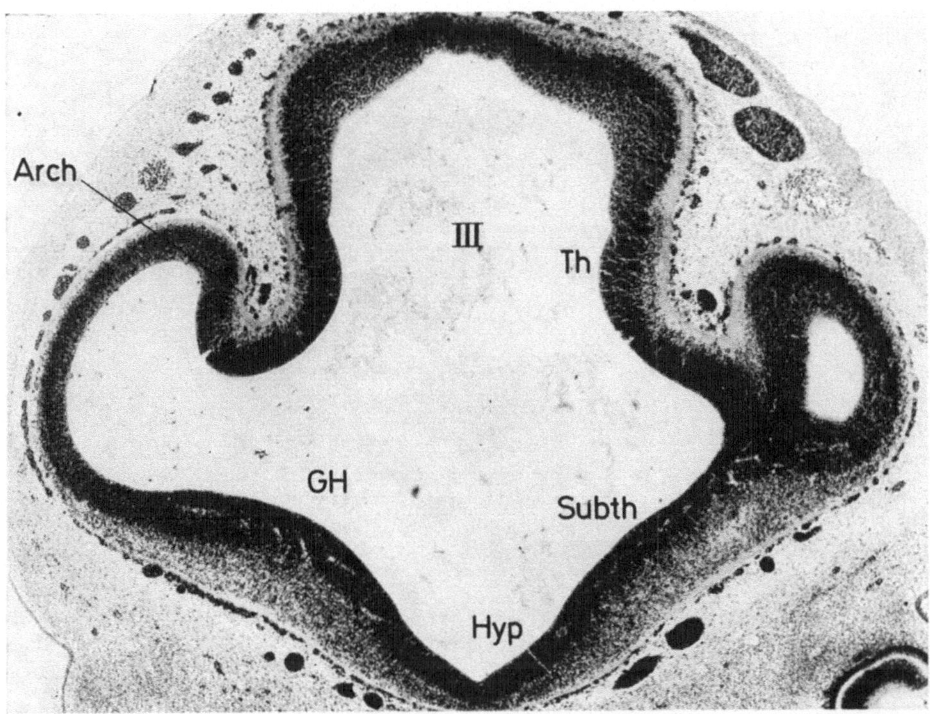

Abb. 2. Schnitt durch die caudale Partie der Hemisphärenblase und das Zwischenhirn eines Embryos von 11 mm Länge (H. E. Färbung, Vergrößerung 35,5fach). *Arch* Archipallium *GH* Ganglienhügel, *Hyp* Hypothalamus, *Neo* Neopallium, *Pal* Palaeocortex, *Subth* Subthalamus, *Th* Thalamus, *III* dritter Ventrikel

In diesem frühen Stadium hat sich nicht nur eine verschiedene Dicke der Hemisphärenwand ausgebildet, sondern, wie es die Schnitte des *Embryos von 11 mm Länge* (Abb. 2 u. 3) zeigen, auch bereits eine unterschiedliche Struktur. Abb. 2 gibt einen Schnitt in Höhe des Foramen Monroi wieder, auf dem dorsal das Dach des Diencephalon und lateral das Telencephalon getroffen sind. Während die dünnen Seitenwände des Endhirnbläschens nur aus Matrix und Randschleier aufgebaut sind, tritt im ventralen Abschnitt, im Ganglienhügel, als weitere Schicht die Differenzierungszone auf, in die jetzt die Zellelemente der Matrix einzuwandern beginnen. Hier hat die *„Migrationsphase"* eingesetzt, in der die Grenze zwischen beiden Schichten zunehmend unschärfer wird. Auch an der Basis ist eine schmale Differenzierungszone zu erkennen, die sich vom Ganglienhügel durch ihre größere Zelldichte unterscheidet. Es handelt sich bei diesem Bezirk um den oralen Hypothalamus (Regio praeoptica), der von den meisten Autoren zum Zwischenhirn gerechnet wird. An der Medianfläche der Hemisphärenblase, die auf der Abb. 2 als Archipallium gekennzeichnet ist, fällt schließlich eine Verbreiterung des Randschleiers auf, die im allgemeinen als Charakteristikum des primitiven Ammonshornes gilt (M. HINES, 1922). Bei unserem Schnitt ist das nicht ganz sicher, denn es kann sich durchaus auch um das Resultat eines schrägen Anschnittes handeln. Bei etwas älteren Embryonen finden wir jedoch an dieser Stelle die erste Anlage des Hippocampus mit stark verdicktem Randschleier (Abb. 5).

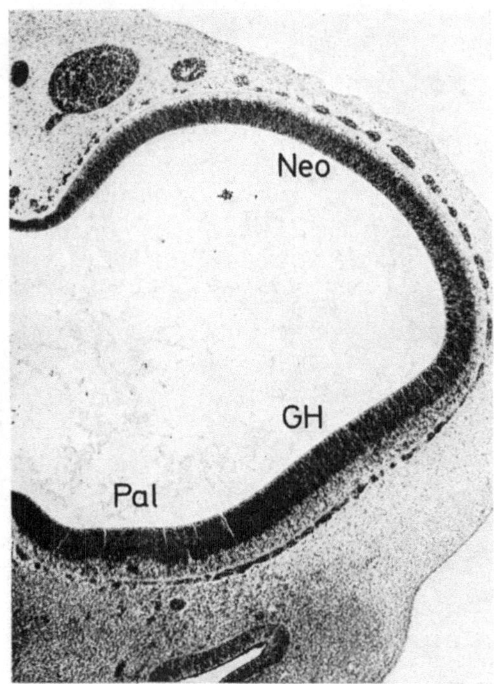

Abb. 3. Schnitt durch die dorso-orale Partie der Hemisphärenblase eines Embryos von 11 mm Länge (H. E. Färbung, Vergrößerung 35,5fach). Bezeichnungen wie Abb. 2. Die Hemisphärenblase gliedert sich in unterschiedlich gebaute Wandabschnitte. Im Bereich des Palaeocortex die „primären Zellinseln" von HUMPHREY

Rostral ist die paarige Ausbildung des Endhirnes noch unvollständig (Abb. 3) und die beiden Seitenventrikel stellen praktisch noch einen einheitlichen Raum dar, der in der Mittellinie nur dorsal eine geringe Verengung aufweist. Hier liegt das Dach des Neuralrohres, das sich nicht an der blasigen Auftreibung der beiden Seitenwände beteiligt, sondern als verdünnte Zellplatte in der Tiefe zwischen den beiden Hemisphären, der späteren Fissura interhemisphaerica, liegen bleibt und später die Tela chorioidea bildet. Entsprechend dem caudo-oralen Verlauf der Entwicklungsvorgänge im embryonalen Gehirn ist die Differenzierung noch nicht so weit vorangeschritten wie im vorher besprochenen Schnitt. Doch auch hier ist im Bereich des Ganglienhügels, dessen Wulst nur angedeutet ist, bereits eine schmale Differenzierungszone angelegt und basal, im künftigen Abschnitt des Riechhirnes (des Palaeocortex) ist ebenfalls eine solche zu erkennen. Sie weist hier eine etwas dichtere Zellagerung auf als im Ganglienhügelabschnitt und zeigt damit eine ähnliche Beschaffenheit wie die Differenzierungszone des Hypothalamus im vorherigen Schnitt. In ihrem Bereich fallen außerdem kleine Zellhaufen auf, die HUMPHREY (1966) als „primäre Zellinseln" beschrieben hat. HUMPHREY konnte nachweisen, daß diese Zellinseln wieder verschwinden und nichts mit den späteren Cajellaschen Inseln im gleichen Gebiet zu tun haben. Wenn es sich bei ihnen auch nur um transistorische Bildungen handelt, so ist ihr Auftreten doch als der erste Differenzierungsvorgang im Telencephalon aufzufassen. Die Befunde HUMPHREYs zeigen also, daß der Abschnitt des Palaeocortex der am frühesten entwickelte Hemisphärenanteil ist. Im Gegensatz dazu macht sich in der dorsalen Blasenwand noch keinerlei Differenzierung bemerkbar; die Matrix grenzt hier noch mit einer klaren Kontur direkt in den Randschleier.

Schon am primitiven Endhirnbläschen läßt sich also ein unterschiedlicher Bau der Wand nachweisen. Sie besteht entweder aus zwei oder aus drei Schichten: entweder aus Matrix und Randschleier oder aus Matrix, Differenzierungszone und Randschleier. Dabei sind die wechselnde Breite von Differenzierungszone und Randschleier und die verschiedene Beschaffenheit der Matrixkontur weitere Unterscheidungsmerkmale. Auf diese Weise wird eine Gliederung der Hemisphärenblase in bestimmte Abschnitte möglich, deren Rekonstruktion drei übereinandergelagerte Zonen erkennen läßt (Abb. 4): den Abschnitt des Palaeocortex, den Ganglienhügel und das dünnwandige

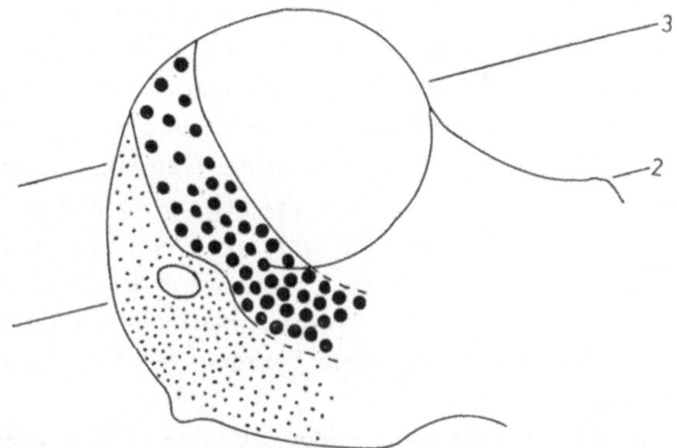

Abb. 4. Seitenansicht vom Ventrikelsystem eines Embryos von 11 mm Länge mit Rekonstruktion der unterschiedlich gebauten Wandabschnitte (Vergrößerung 15fach). Die Zone des Riechhirns (Palaeocortex) ist durch kleine Punkte gekennzeichnet, der Ganglienhügel, in dem die Migration begonnen hat, durch große Punkte, das Neopallium, in dessen Wand noch keine Zellmigration stattfindet, ist weiß gelassen. Die Zonen des Zwischenhirnes setzen sich im Sinne von GRÜNTHAL in das Endhirn fort. Die Lage der Schnitte von Abb. 2 u. 3 ist eingetragen

Neopallium. Diese lassen sich durch die Schnittserie kontinuierlich bis in das Zwischenhirn verfolgen, in dessen Wand sie als Hypothalamus, Subthalamus und Thalamus unterschieden werden können. Der Übergang des Ganglienhügels in den Subthalamus ist auf Abb. 2 bei einem Vergleich der beiden Bildseiten zu erkennen. Infolge einer schiefen Lage der Schnittebene ist links die Zwischenhirnwand und rechts die Ausstülpung der Hemisphäre zu sehen. Auf der rechten Bildseite erkennen wir den Ganglienhügel und auf der linken einen entsprechenden Wulst in der gleichen Entwicklungsphase, den „Subthalamuswulst", der bei der Differenzierung des Zwischenhirnes genauso vorauseilt und die früheste Wandverdickung aufweist (KAHLE, 1956; RICHTER, 1965) wie der Ganglienhügel im Endhirn. *Die Zonen verlaufen also in frühen Stadien ohne Untergliederung durch das ganze Prosencephalon.*

Schon KUHLENBECK (1929) stellte bei seinen phylogenetischen und ontogenetischen Untersuchungen eine zonale Gliederung des Zwischenhirns und des Endhirns fest: „Im Ventrikelrelief kommt im Telencephalon in gleicher Weise wie im Diencephalon und Deuterencephalon (und Rückenmark) eine Anordnung der Wand des Neuralrohres zu rostral-kaudalwärts verlaufenden Längszonen zum Vorschein." Nach seiner Ansicht gehen die Zonen jedoch nicht ineinander über, sondern Zwischenhirn und Endhirn haben jedes sein eigenes und voneinander unabhängiges Zonensystem. GRÜNTHAL (1938, 1952) dagegen betont wie wir den Übergang der diencephalen Gliederung in die des Endhirns und spricht von einem hypothalamischen und einem thalamischen Anteil der Hemisphäre. Es ist letzten Endes auch naheliegend, daß die Seitenwand des Telencephalon impar die gleiche Gliederung besitzt wie die übrige Wand des dritten Ventrikels. Da sich aus den Seitenwänden des Telencephalon impar die Hemisphären als blasenförmige Erweiterungen bilden, können wir folgerichtig in ihrer Wand die gleiche Gliederung — der Blasenform entsprechend verändert — erwarten.

Zweite Hälfte des zweiten Monats

Beim nächsten *Embryo von 19 mm* Scheitel-Steiß-Länge hat sich der Seitenventrikel schon eindeutig von der ursprünglichen Kugelgestalt entfernt (Abb. 47 a). Diese Veränderung wird durch die Massenzunahme des Ganglienhügels verursacht, der sich jetzt von basal her gegen den Hohlraum vorwölbt und dem Boden des Ventrikelmodells eine konkave Form verleiht. Rostral ist der Ventrikel auffallend niedrig und endet mit einem spitz zulaufenden Fortsatz, der beginnenden Ausstülpung des Riechventrikels. Die orale Basis zeigt zwei Einsenkungen, von denen die vordere durch einen quer verlaufenden Wulst, das Limen rhinencephali (HOCHSTETTER), und die hintere durch die Vorwölbung der Commissurenplatte hervorgerufen wird. Caudal davon öffnet sich das noch immer sehr weite Foramen Monroi, dessen ventralen Rand der Ganglienhügel bildet.

Der *Ventrikel* hat sich vorwiegend in seiner caudalen Hälfte weiter vergrößert und ladet nicht nur in caudaler, sondern vor allem auch in ventraler Richtung aus. Die Ausdehnung nach ventral ist die auffallendste Veränderung, zumal diese Partie nicht mehr der runden Blasenform entspricht, sondern eine senkrecht basalwärts verlaufende Spitze darstellt. Bei dieser Spitze handelt es sich um nichts anderes als um den bereits am Ventrikelmodell des 13 mm langen Embryos (Abb. 1 b) beschriebenen ventralen Buckel, die Grenze von Hyposphaerium und Episphaerium. Durch die starke Vorwölbung des Ganglienhügels und die weitere Ausdehnung der Blase erscheint er nach ventral verlagert. Diese ventralwärts gerichtete Ausdehnung des Hohlraumes leitet die Rotation der Hemisphäre ein, die sich am Ventrikel früher feststellen und genauer verfolgen läßt als an der Hemisphärenoberfläche.

Die *Gliederung der Hemisphäre* ist in diesem Stadium gut ausgeprägt. Außer den anfangs schon nachweisbaren Zonen, dem Palaeocortex, dem Striatum und dem Pallium, läßt sich nunmehr auch Archipallium, Neopallium und Inselabschnitt eindeutig abgrenzen (Abb. 5). Der Schnitt verläuft durch das Foramen Monroi. An ihm

springt als erstes die Untergliederung der Hemisphäre in ein kompaktes Hyposphaerium und in ein dünnwandiges Episphaerium ins Auge. Das Hyposphaerium ist
im Vergleich zum vorher besprochenen Stadium (Abb. 2) vergrößert und seine Wand
ist erheblich verdickt. Der Ganglienhügel wird durch eine seichte Furche in zwei
Wülste geteilt, so daß man jetzt einen medialen und einen lateralen Ganglienhügel

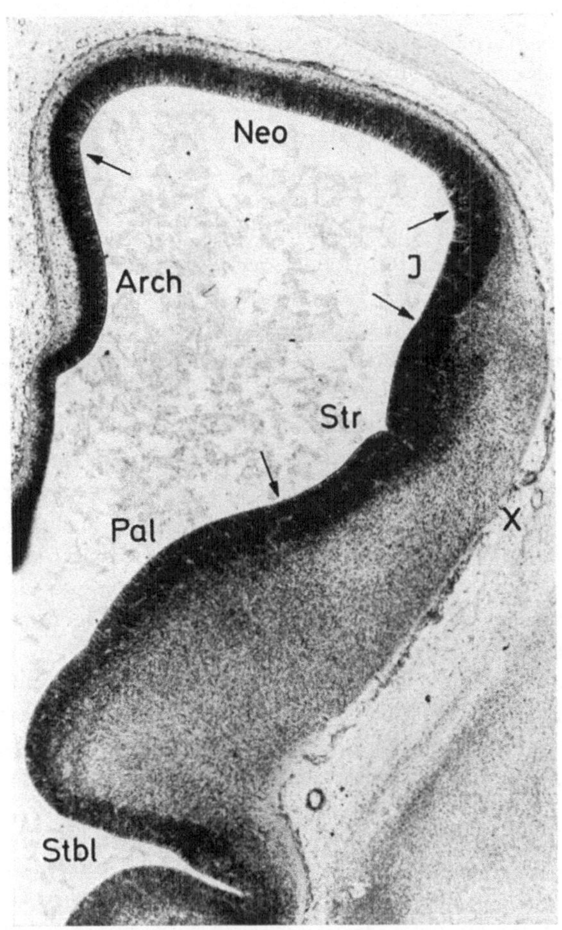

Abb. 5. Schnitt durch die orale Hemisphärenpartie eines Embryos von 19 mm Sch.St.-Länge,
zweite Hälfte des zweiten Monats (H. E. Färbung, Vergrößerung 36,5fach). *Arch* Archipallium, *I* Inselabschnitt, *Neo*, Neopallium, *Pal* Palaeocortikaler Abschnitt, *Stbl* Stielkonus
der Augenblase, *Str* Striatumabschnitt, *x* Wandabschnitt des Striatums an der äußeren Oberfläche der Hemisphärenblase. Die Lage des Schnittes ist auf Abb. 5 eingetragen

unterscheiden kann („Pars medialis" und „Pars lateralis" Hochstetters). Unter der
Matrix der beiden Ganglienhügel ist das Gewebe so zellreich, daß man im Zweifel
sein kann, ob dieser Bezirk zur Matrix oder zur Differenzierungszone zu rechnen ist.
Wie schon eingangs erwähnt, bezeichnen wir ihn als „Keimlager". Im Gegensatz zur
Matrix findet im Keimlager nicht eigentlich die Zellproduktion statt, sondern es stellt
ein Reservoir dichtliegender, undifferenzierter Zellen dar, die nach und nach in die

Peripherie abwandern. Schließlich wird das Keimlager nicht wie die Matrix in Ependym umgewandelt, sondern geht in der Differenzierungszone auf. Daher müssen bei der Entwicklung Matrix und Keimlager als zwei verschiedene Schichten berücksichtigt werden.

Im Bereich des medialen Ganglienhügels geht das Keimlager allmählich in die breite Differenzierungszone über, an deren äußerem Rande eine lockere Zellansammlung entstanden ist. Es handelt sich um die erste Anlage des *Palaeocortex, der sein Zellmaterial aus der Matrix des medialen Ganglienhügels bezieht*. Der fließende Übergang des medialen Keimlagers in die Differenzierungszone spricht jedenfalls für eine Zellmigration aus dieser Wandpartie und gegen eine Beteiligung der lateralen Ganglienhügelmatrix an der Bildung des Palaeocortex.

Im Abschnitt des *lateralen Ganglienhügels, des zukünftigen Striatums*, zeigen die Schichten ein ganz anderes Verhalten: das der Matrix anliegende Keimlager ist deutlich von der Differenzierungszone abgesetzt und diese wieder ist auffallend zellarm. Das Zellmaterial wandert nicht bis zum Rande der Differenzierungszone, sondern bleibt ventrikelnah liegen. Damit macht sich bereits die Entwicklungstendenz bemerkbar, nach der sich das Zellmaterial des corticalen Graues am äußeren Rande ansammelt, während die Elemente des Striatums in der Tiefe der Hemisphärenwand liegen bleiben. Das außen anschließende zellarme Feld wird ventral von der Differenzierungszone des Palaeocortex und dorsal von der des Inselcortex eingeschlossen und reicht nur zum Teil bis an die äußere Oberfläche. Dieser zellarme Bezirk an der äußeren Oberfläche der primitiven Hemisphäre ist der Wandabschnitt des Striatums, der hier noch den Palaeocortex und den Inselcortex trennt. Später schieben sich Palaeocortex und Inselcortex über die Außenfläche des Striatums, so daß es seine Repräsentation an der Oberfläche der Hemisphäre verliert. Die Tatsache, daß das Striatum in frühen Entwicklungsstadien auch an der Oberfläche der Hemisphäre vertreten ist, hat für ihre Gliederung grundsätzliche Bedeutung.

Zwischen dem dünnwandigen Neopallium, das nur aus Matrix und Randschleier besteht, und dem lateralen Ganglienhügel liegt an der Grenze zwischen Episphaerium und Hyposphaerium ein Bezirk mit einer schmäleren Differenzierungszone von gleichmäßiger Zelldichte, die auf dem Schnitt annähernd die Form eines Keiles besitzt. Der Randschleier, der im Bereich des Neopalliums schmal und zellarm ist, wird hier zunehmend breiter und zellreicher, um schließlich an der ventralen Grenze des Bezirkes ganz zu verschwinden. An der Außenfläche des anschließenden Hyposphaeriums fehlt der Randschleier. Bei einem Vergleich mit späteren Entwicklungsstadien läßt sich dieser Abschnitt als Inselregion identifizieren. Sie eilt der Entwicklung des Neopalliums, zu dem sie üblicherweise gerechnet wird, erheblich voraus und stellt ein Übergangsgebiet dar, was auch am Verhalten des Randschleiers zum Ausdruck kommt. An der medialen Hemisphärenwand fällt schließlich noch eine Partie mit einem stark verbreiterten Randschleier auf, der infolge seiner Zellarmut besonders hell erscheint. Die Matrix ist hier noch schmäler und schärfer begrenzt als im Neopallium, in dem schon ein spärlicher Übertritt von Zellen aus der Matrix in den Randschleier stattfindet. Es handelt sich bei diesem Abschnitt um das Archipallium (Primordium hippocampi), das im vorherigen Stadium (Abb. 2) erst angedeutet war.

Die Rekonstruktion der verschiedenen Wandbezirke und ihre Projektion auf die laterale Fläche des Seitenventrikels ergibt ein von der ersten Rekonstruktion (Abb. 4) recht abweichendes Bild (Abb. 6), da der Verlauf der Zonen jetzt durch die stärkere

Wölbung der Ganglienhügel verändert worden ist. Die Matrix des Palaeocortex, die den medialen Ganglienhügel bedeckt und noch weit in den dritten Ventrikel hineinreicht, erstreckt sich rostral bis zur Ausstülpung des Riechventrikels. Über ihr liegen bogenförmig die Matrixabschnitte des Striatums (des lateralen Ganglienhügels) und der Inselregion. Beide sind in der Höhe des Foramen Monroi am breitesten und verjüngen sich in rostraler und caudaler Richtung allmählich, wobei sie sich jedoch fast bis zum oralen Pol der Hemisphäre verfolgen lassen.

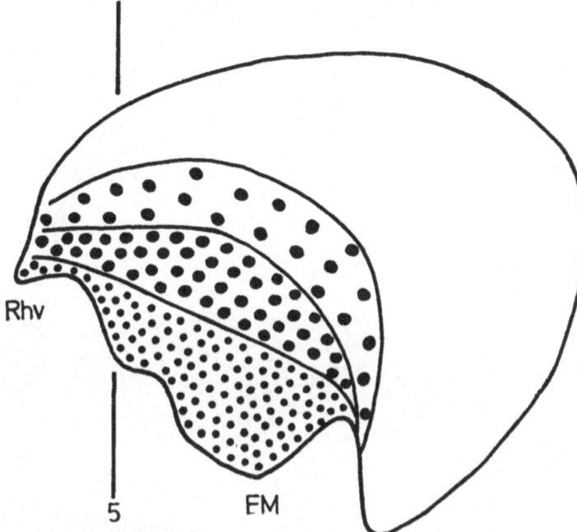

Abb. 6. Lateralansicht vom Seitenventrikel eines Embryos von 19 mm Sch.-St.-Länge mit Rekonstruktion der verschiedenen Wandabschnitte (Vergrößerung 21,5fach). Kleine Punkte: Zone des Palaeocortex, große dichte Punkte: Striatumabschnitt, große lockere Punkte: Inselabschnitt, weiß: Neopallium. Die unterschiedlichen Wandabschnitte lassen sich fast bis zum oralen Pol verfolgen. Die Lage des Schnittes von Abb. 5 ist eingetragen

Der dritte Monat

Im Verlauf des dritten Monats findet die Rotation der Hemisphäre weitgehend ihren Abschluß und der Seitenventrikel nähert sich mit der Ausbildung des Unterhornes seiner endgültigen Form. Im ventralen Teil der Hemisphärenblase sind jetzt das Putamen und der Globus pallidus abgrenzbar. Gleichzeitig setzt im ganzen Neopallium die Migrationsphase der Matrix ein und führt zur Bildung der neopallialen „Rindenplatte". Etwas früher als im Neopallium, nämlich schon am Anfang des dritten Monats, tritt die Rindenplatte in der Inselregion auf. Sie beginnt von dorsal her das Striatum an der Außenfläche zu umgreifen, was später dazu führt, daß die Inselrinde die Lateralfläche des Corpus striatum bedeckt und keine Ventrikelbeziehung mehr besitzt.

Erste Hälfte des dritten Monats

Das *Ventrikelmodell* eines Embryos von 24 mm Scheitel-Steiß-Länge (Abb. 47 b), das als Plattenrekonstruktion und als graphische Rekonstruktion hergestellt wurde, bringen wir als Beispiel für den Anfang des dritten Monats. Es ähnelt noch dem vorhergehenden Stadium, obwohl es im ganzen etwas länger erscheint und vor allem caudal weiter ausladet. Auch oral hat sich der Hohlraum erweitert und wölbt sich über den trichterförmigen Abgang des Riechventrikels vor. Die Ganglienhügel prägen sich in den Ventrikelboden als tiefe Mulden ein, die rostral vom Foramen Monroi allmählich verstreichen. Gleichzeitig wird die anfangs schwache Krümmung der basalen Fläche zunehmend verschärft, so daß in diesem Bereich die Gestalt des Ventrikels immer mehr von der Form der Hemisphärenaußenfläche abweicht.

Auf der *Schnittserie* des gleichen Embryos finden wir wesentliche Veränderungen im ventralen Teil der Hemisphärenblase. Der erste Schnitt (Abb. 7), der durch die

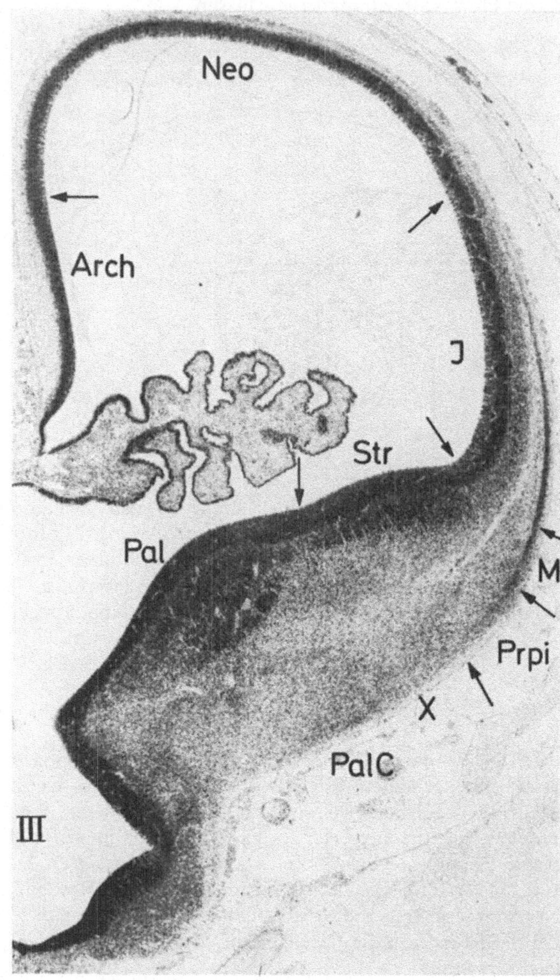

Abb. 7. Schnitt durch das Vorderhirn eines Embryos von 28 mm Sch.-St.-Länge in Höhe des Foramen Monroi (H. E. Färbung, Vergrößerung 20,5fach). *Arch* Archipallium, *I* Inselabschnitt mit Rindenplatte, *Neo* Neopallium, *Pal* palaeocorticaler Abschnitt, *PalC* Palaeocortex, *Prpi* praepiriforme Rindenplatte, *Str* Striatumabschnitt, *x* Wandabschnitt des Striatums an der Oberfläche der Hemisphärenblase, *M* Rindenplatte des Mesocortex, *III* dritter Ventrikel

Foramina Monroi gelegt ist, läßt wiederum die Zweiteilung der Hemisphäre in das dorsale, dünnwandige Episphaerium und in das basale, kompakte Hyposphaerium erkennen. Die Ganglienhügel sind durch eine seichte Mulde getrennt und unterscheiden sich auch im Bau ihrer Keimlager: dem Striatumabschnitt liegt das Keimlager als

eine schmale, zellreiche Zone an, die lateral an der Grenze zum Inselabschnitt plötzlich abbricht; das Keimlager des palaeocorticalen Abschnittes ist breiter, erscheint
infolge einer größeren Zelldichte dunkler und enthält helle, durch Gefäßquerschnitte
hervorgerufene Flecke. Diese Beschaffenheit des palaeocorticalen Abschnittes bleibt
in den folgenden Monaten erhalten und stellt neben der Matrixstruktur ein brauchbares Unterscheidungsmerkmal dar. Unter dem lateralen Keimlager hat sich eine breite
Differenzierungszone gebildet, die erste Anlage des Striatums. An sie grenzt in diesem
Stadium bereits der auf der Abbildung nicht getroffene Globus pallidus, der genetisch
zum Zwischenhirn gehört und sich erst im Verlaufe des dritten Monats in den Bereich
des Endhirnes schiebt (SPATZ, 1924, 1925; RICHTER, 1965). Am basalen Rand der
Differenzierungszone fällt eine Zellverdichtung auf, die Anlage des Palaeocortex. Wie
im vorher beschriebenen Stadium, auf Abb. 5, grenzt lateral an den Palaeocortex ein
zellärmerer Bezirk, in dem das Areal des Striatums bis an die Oberfläche der Hemisphäre reicht (auf der Abbildung mit x bezeichnet). Im Vergleich zu Abb. 5 ist der
Bezirk schon kleiner geworden und die beiden angrenzenden Cortexabschnitte, Palaeocortex und Inselcortex haben sich einander genähert.

Der Inselcortex ist eine schmale, dunkle Zellschicht, als *„Rindenplatte"* angelegt,
die am Übergang von Hyposphaerium zum Episphaerium die Oberfläche der Hemisphäre bedeckt. Sie ist annähernd auf das Gebiet beschränkt, das bereits im vorigen
Stadium eine gut ausgebildete Differenzierungszone besaß. Dorsal, wo die Differenzierungszone schmäler wird und schließlich verschwindet, verliert die Rindenplatte rasch
an Breite und Zelldichte. Ventral geht sie in eine lockere Zellschicht über, die sich
schließlich in der Differenzierungszone auflöst. Bei diesem locker gebauten ventralen
Abschnitt handelt es sich um die Anlage der praepiriformen Rinde. Die Lagebeziehung
zwischen Inselabschnitt und Striatumanlage hat sich im Vergleich zum vorigen
Stadium insofern geändert, als die Insel den Striatumbezirk von außen her teilweise
umgreift. Damit sind bereits Verhältnisse angedeutet, wie wir sie später im reifen
Gehirn antreffen, wo der Inselcortex gänzlich über dem Striatum liegt und direkt an
den Palaeocortex grenzt. Im Bereich der dünnwandigen Blase zeigt die Abbildung
keine wesentlichen Veränderungen. Im Neopallium grenzt die Matrix noch immer an
den Randschleier und im Archipallium ist die schmale Matrix klar von dem breiten,
hellen Randschleier abgesetzt.

Auf der nächsten Abbildung wollen wir die Ausdehnung der Wandabschnitte nach
oral verfolgen. Auf Abb. 8 sind die oralen Ausläufer des Hyposhaeriums, gekennzeichnet durch die breitere Differenzierungszone, getroffen. Lateral ist der Striatumabschnitt an dem flachen Wulst und an der Beschaffenheit des Keimlagers zu erkennen.
Dieses weist wie im vorigen Schnitt lateral eine scharfe Grenze gegen die Inselregion
auf. Medial schließt sich der Abschnitt des Palaeocortex an, der den Boden der Hemisphäre bildet. In seinem Bereich liegen Matrix und zugehöriges Grau noch dicht
übereinander, so daß die topographischen Verhältnisse denen in sehr frühen Entwicklungsstadien entsprechen (vgl. Abb. 3). Die palaeocorticale Differenzierungszone
ist relativ zellreich, während im Striatumabschnitt die Umgebung des Keimlagers ausgesprochen zellarm ist. Die Verhältnisse entsprechen hier also noch denen im vorigen
Stadium (vgl. Abb. 5). Lediglich die Cortexanlage der Insel schiebt sich von dorsal her
weiter über den Striatumabschnitt. Das gilt besonders für den ventralen lockeren
Abschnitt, das Primordium der praepiriformen Rinde.

Wie Abb. 8 zeigt, lassen sich auch in diesem Stadium die verschiedenen *Matrix-bezirke* bis in den oralen Bereich der Hemisphärenblase verfolgen. Ihre Lage auf der Lateralfläche des Seitenventrikels zeigt Abb. 9. Das Matrixareal des Palaeocortex nimmt annähernd die gleiche Fläche ein wie im vorigen Stadium (Abb. 6); nur caudal-

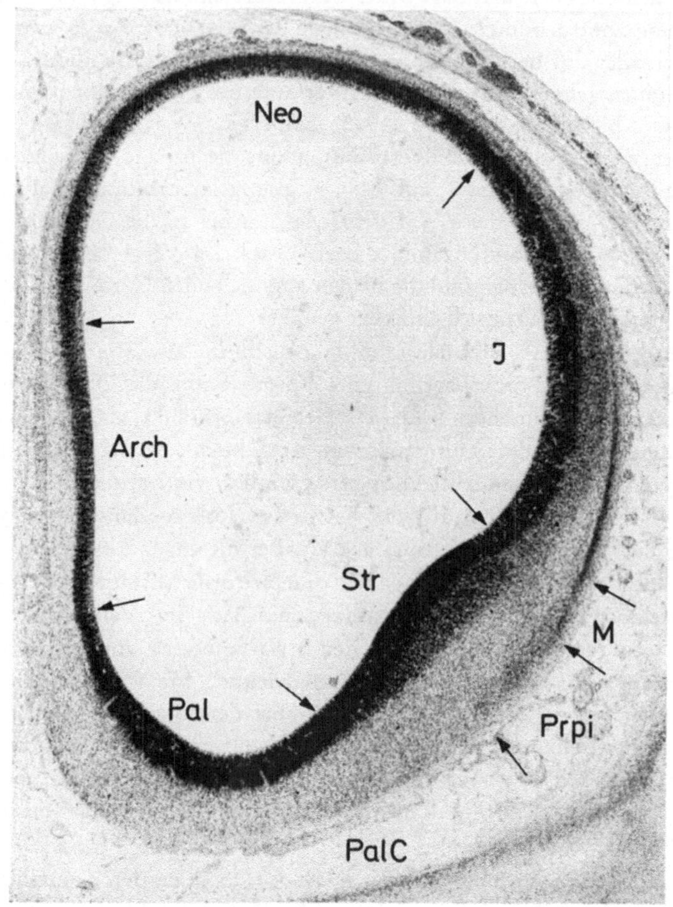

Abb. 8. Schnitte durch die orale Hemisphärenpartie eines Embryos von 28 mm Sch.-St.-Länge (H. E.-Färbung, Vergrößerung 20,5fach). Die verschiedenen Wandabschnitte lassen sich weit nach oral verfolgen. Schnitt in Höhe der rostralen Striatumvorwölbung. *Arch* Archipallium; *I* Inselabschnitt, *M* Rindenplatte des Mesocortex, *Pal* palaeocorticaler Abschnitt, *PalC* Palaeocortex, *Prpi* praepiriforme Rindenplatte, *Str* Striatumabschnitt

wärts dehnt es sich als schmaler Zipfel noch weiter aus als bisher. Auch der Striatum-bezirk ist caudal verlängert und beide Ganglienhügelabschnitte bilden mit ihren Zipfeln die Vorderwand des zukünftigen Unterhornes. Im oralen Ventrikelbereich fällt die Höhenzunahme des Striatumabschnittes auf. Seine Ausdehnung wird freilich von derjenigen der Inselmatrix noch übertroffen, die in diesem Stadium wie die übrigen Zonen der Umformung des Ventrikelbodens folgt und caudal mit einem Zipfel im künftigen Unterhorn endet.

Die *Rindenplatte der Insel* nimmt einen Bezirk in der Mitte der Hemisphärenoberfläche ein (Abb. 10) und erstreckt sich nicht wie die Matrixzone bis in den oralen Bereich der Hemisphäre. Sie dehnt sich jedoch weiter nach ventral aus als diese, was

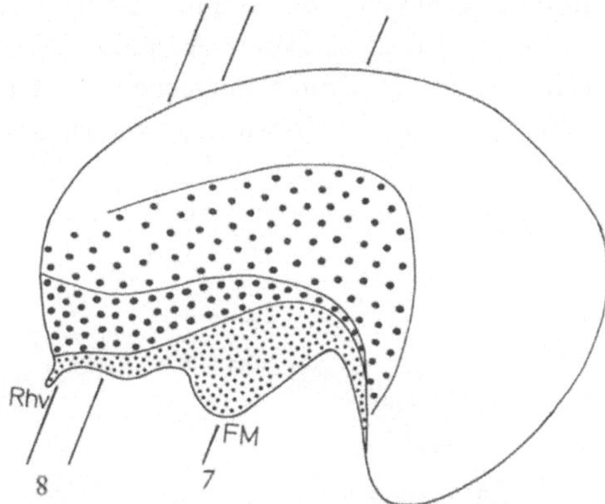

Abb. 9. Lateralansicht vom Seitenventrikel eines Embryos von 28 mm Sch.-St.-Länge (Vergrößerung 11fach). Kleine Punkte: palaeocorticaler Abschnitt, große dichte Punkte: Striatumabschnitt, große lockere Punkte: Inselabschnitt, weiß: Neopallium. Die Lage der Schnitte auf Abb. 7 und 8 ist eingetragen

schon auf Abb. 6 als partielle Überlagerung des Striatums zu erkennen war. Die Flächen von Inselmatrix und Rindenplatte korrespondieren also nicht mehr genau miteinander. Die Differenz der ventralen Grenzen ist zwar noch sehr gering, doch nimmt sie in der Folgezeit erheblich zu, so daß später ein Zusammenhang zwischen

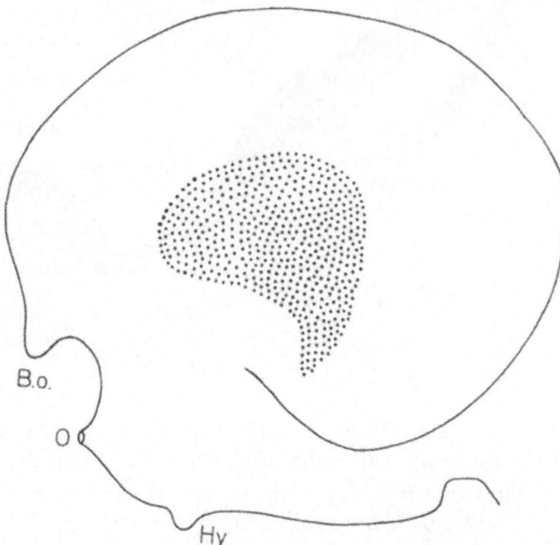

Abb. 10. Seitenansicht der Hemisphäre des Embryos von 28 mm Sch.-St.-Länge (Vergrößerung 10fach). Ausdehnung der früh entwickelten Rindenplatte der Insel (punktiert).

Inselmatrix und Inselcortex überhaupt nicht mehr zu erkennen ist. Die Beachtung dieser gering ausgeprägten, frühen topographischen Veränderungen erscheint uns für das Verständnis der Verhältnisse am reifen Gehirn wichtig.

Zweite Hälfte des dritten Monats

Während der zweiten Hälfte des dritten Monats vollzieht sich die entscheidende *Umwandlung des Seitenventrikels* zu seiner endgültigen Form. Auf Abb. 47 c geben wir den Seitenventrikeln eines Embryos von 58 mm Scheitel-Steiß-Länge wieder, bei dem sich die bisher streng nach ventral gerichtete Ausladung der caudalen Ventrikelpartie infolge der Rotation in orale Richtung umgebogen hat. Damit ist zum ersten Mal das Unterhorn in seiner späteren bleibenden Lage angedeutet. Die Ganglienhügel, die jetzt genau einen Halbkreis beschreiben, schieben sich noch weiter in den Hemisphärenhohlraum vor und haben auch im Bereich ihres caudalen Zipfels an Volumen

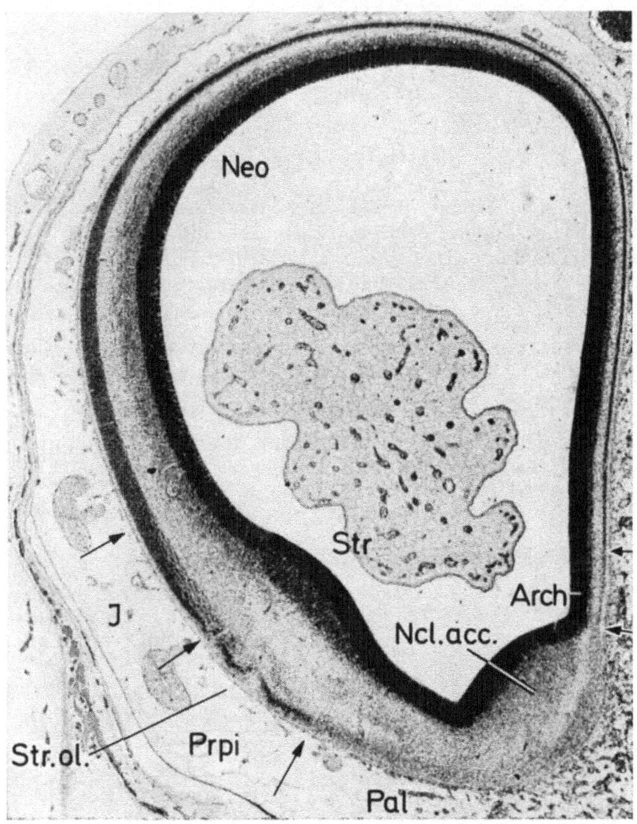

Abb. 11. Schnitt durch die orale Partie der Hemisphäre eines Embryos von 50 mm Sch.-St.-Länge (H. E.-Färbung, Vergrößerung 15,5fach). *ArchC* Archicortex, *IC* Inselcortex, *Ncl. acc.* Nucleus accumbens, *PalC* Palaeocortex, *PrpiC* praepiriformer Cortex, *Str* Striatumabschnitt, *Str. o. l.* Stria olfactoria lateralis

gewonnen. Oral hat sich die Hemisphärenblase weit über das Riechhirn vorgewölbt; ein Vergleich mit Abb. 47 b zeigt das Ausmaß der Veränderung im Bereich von Riechventrikelabgang und oralem Hemisphärenpol. Auch die caudale Ausladung tritt deutlicher hervor, so daß wir am Modell nunmehr alle Anteile des fertigen Ventrikels identifizieren können: oral hat die Bildung des Vorderhornes begonnen, das bisher

2*

völlig fehlte, in der Mitte wird durch die starke Einengung des Ventrikels die künftige Cella media sichtbar, caudal ist das Hinterhorn eben angedeutet und ventral erscheint als wesentlichster Fortschritt das Unterhorn.

Das *Neopallium* wird nunmehr in seiner ganzen Ausdehnung von der Rindenplatte bedeckt (Abb. 11), die sich noch am Anfang des dritten Monats auf die Inselregion an der lateralen Hemisphärenwand beschränkte (Abb. 7). Lateral ist sie jetzt auch am breitesten und verschmälert sich allmählich, um an der medialen Hemisphärenwand nur noch eine schmale dunkle Linie zu bilden. Die Bildung der Rindenplatte beginnt also lateral und schreitet allmählich in Richtung auf die mediale Hemisphärenfläche fort. Dementsprechend ist auch als Ausdruck einer starken Zellmigration an der Matrix der lateralen Hemisphärenwand ein regelrechtes Keimlager entstanden, während an der dorsalen und medialen Wand lediglich der Zellreichtum in der nächsten Nachbarschaft der Matrix auffällt. In der Inselregion ist die Rindenplatte nicht mehr scharf gegen die übrige Differenzierungszone abgesetzt, sondern erscheint in ihrer inneren Schicht aufgelockert, wobei eine unregelmäßige wellige Streifung zustande kommt. Dieses Phänomen beschreibt schon BECK (1940). Er sieht es als verspätete Migrationswellen an und erklärt es mit der weiten Entfernung zwischen diesem Rindenabschnitt und der Matrix. Die Annahme, daß es sich hier um eine verspätete Bildung der Rindenplatte handelt, steht jedoch im Widerspruch zu unseren Befunden beim vorher geschilderten Stadium, wonach die Rindenplatte in der Inselregion am frühesten auftritt (vgl. Abb. 7). Da uns die Auflockerung der inneren Rindenplattenschicht während des vierten und fünften Entwicklungsmonats auch in Regionen des Neopalliums begegnet und hier die Schichtenbildung einleitet, halten wir die Auflockerung im Gegensatz zu BECK für den Beginn der Differenzierung in der Inselrinde, die auch darin der neopallialen Rinde vorauseilt.

Ventral ist der rostrale Ausläufer der Striatumanlage getroffen und medial davon wölbt sich der Nucleus accumbens in den Ventrikel vor. Der dorsale Teil der Hemisphärenblase wird von der Rindenplatte bedeckt, die lateral in den Inselabschnitt übergeht. Dieser ist zwar nur kurz, aber an der Auflockerung der Rindenplatte gut zu erkennen. An die Insel schließt sich die Regio praepiriformis an, in der sich aus der lockeren Zellansammlung des vorhergehenden Stadiums (Abb. 7) eine schmale, dichte Zellage gebildet hat. Sie ist zwar unregelmäßig gebaut und stellenweise unterbrochen, aber doch gut von der übrigen Differenzierungszone abgehoben, so daß sie von vielen Autoren ebenfalls als Rindenplatte bezeichnet wird. Mit dem gleichmäßig gebauten Zellband des Neopalliums hat sie jedoch sicherlich nichts zu tun. Die Basis wird vom Tuberculum olfactorium eingenommen, an dem sich bereits drei Teile, die Pars lateralis, Pars intermedia und Pars medialis abgrenzen lassen. Im ganzen Palaeocortex, vom Tuberculum olfactorium bis zum Nucleus amygdalae, hat also während des dritten Monats die Gliederung in graue Zentren eingesetzt. Im allgemeinen gilt der Tractus olfactorius lateralis als laterale Grenze des Tuberculum olfactorium, obwohl die Pars lateralis genauso gebaut ist wie die Regio praepiriformis und damit völlig von der Struktur des übrigen Tuberculums abweicht. MACCHI (1951) rechnet deshalb die Pars lateralis zur Regio praepiriformis, an der er verschiedene Zonen unterscheidet: eine subinsuläre Zone, eine Zone im Bereich des Tractus olfactorius lateralis und eine Zone des Trigonum olfactorium. Die Auffassung von MACCHI erscheint uns entwicklungsgeschichtlich und architektonisch durchaus gerechtfertigt.

Eine Gliederung der Ventrikelwand ist in diesem Stadium nicht durchführbar, da die starke Migration, die während der zweiten Hälfte des dritten Monats in weiten Bereichen der Hemisphärenmatrix eingesetzt hat, die meisten Grenzen verdeckt. Die Matrixstruktur im Neopallium, im Inselbereich und im lateralen Ganglienhügel gleichen sich einander an und die Abschnitte sind infolgedessen nicht mehr voneinander abzugrenzen. Nur die Matrix des Archipalliums und des medialen Ganglienhügels (des palaeocorticalen Abschnittes) unterscheidet sich durch ihre deutlichere Kontur von der übrigen Ventrikelwand. An der Oberfläche der Hemisphäre erlaubt die Auflockerung der Rindenplatte in der Inselregion eine Rekonstruktion, die auf Abb. 12

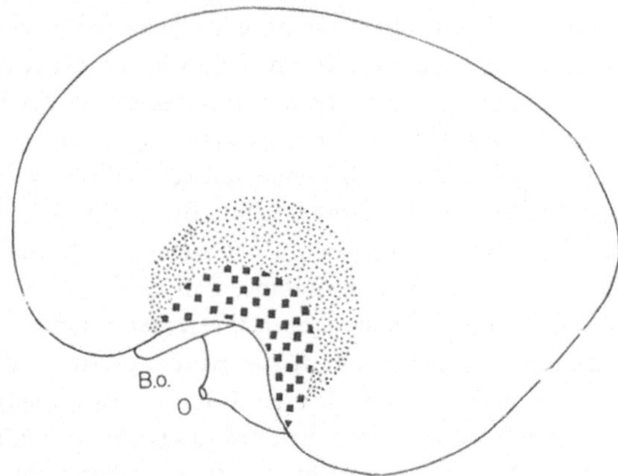

Abb. 12. Seitenansicht der Hemisphäre eines Embryos von 50 mm Sch.-St.-Länge mit Rekonstruktion der verschiedenen Cortexbezirke (Vergrößerung 5,5fach). Punktiert: Inselcortex; schwarze Quadrate: praepiriformer Cortex; weiß: Neocortex (Rindenplatte)

wiedergegeben ist. Infolge der Größenzunahme des Neopalliums ist der Anteil der Inselrinde an der Hemisphärenfläche im Vergleich zum vorigen Stadium (Abb. 9) erheblich zurückgegangen. Die Inselregion besitzt annähernd eine Halbmondform und legt sich über den Palaeocortex, der als eine breite Zone die Basis des Frontallappens und den Pol des Temporallappens einnimmt und noch in seiner ganzen Ausdehnung an der Seitenfläche der Hemisphäre erscheint.

Gegen Ende des dritten und Anfang des vierten Monats gewinnt der *Hippocampus* seine typische Gestalt. Auf Abb. 13 sind verschiedene Phasen dieser Entwicklung bei Embryonen von 50 mm bis 80 mm Scheitel-Steiß-Länge wiedergegeben.

Die Abgrenzung des Archipalliums ist umstritten. Im Gegensatz zu anderen Autoren (HOCHSTETTER, 1919; HINES, 1922; MACCHI, 1951) rechnet HUMPHREY (1967) fast die ganze mediale Hemisphärenwand zum Archipallium, wobei sie annimmt, daß sich diese erst gegen Ende des dritten Monats zur bleibenden Ammonsformation einrollt. Bei dem rindenplattenfreien Abschnitt handelt es sich nach Ansicht HUMPHREYs lediglich um die Anlage der Fascia dentata. Von einer solchen Grenzziehung hängen viele Aussagen über die Entwicklung des Archipalliums ab. So ist die Frage, ob der Archicortex zuerst als Rindenplatte angelegt ist oder nicht, bei der Grenzziehung HUMPHREYs ohne Zweifel positiv zu beantworten. Wir haben jedoch Bedenken gegen diese Grenzziehung: wenn wir nämlich den überwiegenden Teil der medialen Hemisphärenwand zum Archipallium rechnen, verfügen wir über kein

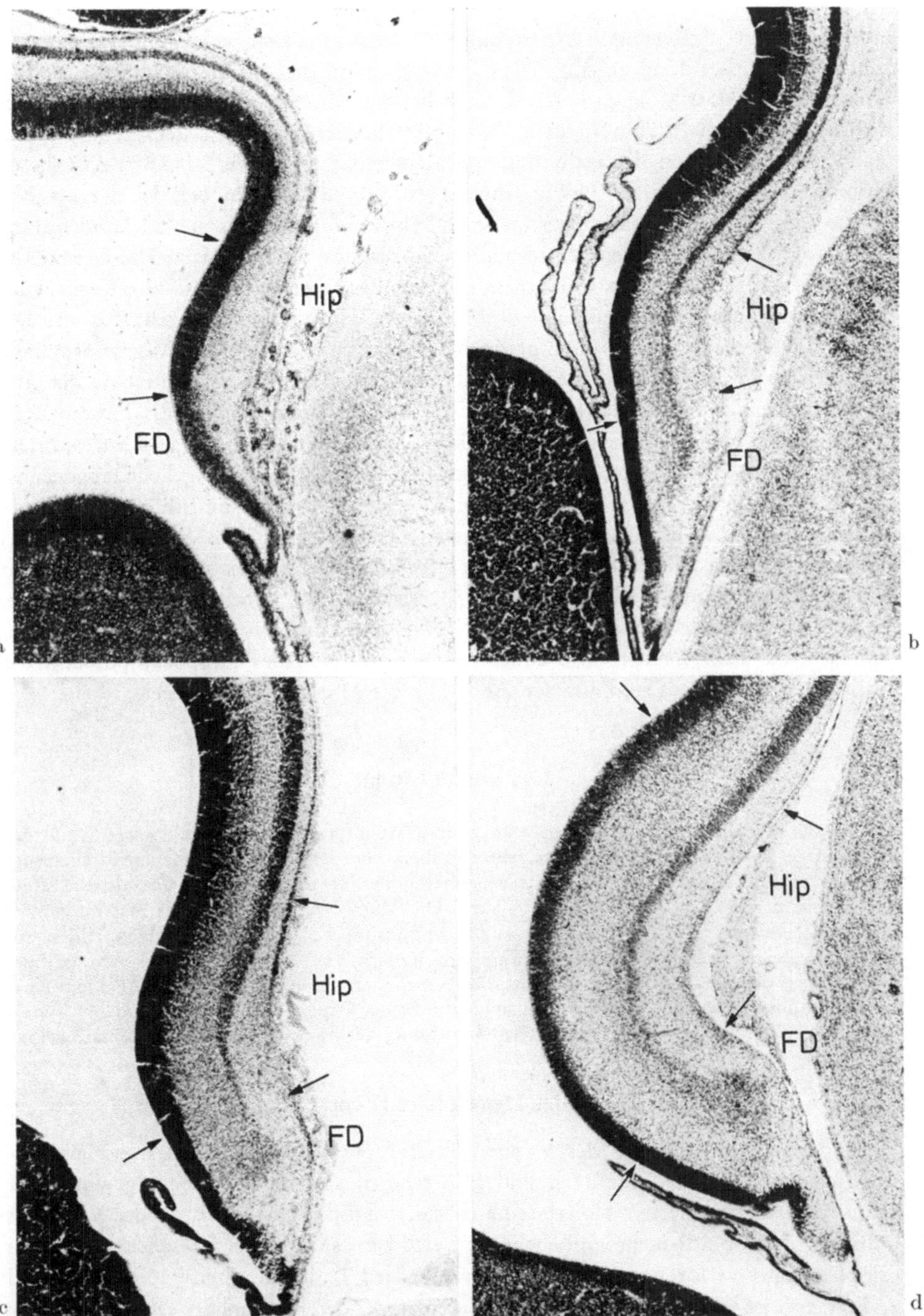

Abb. 13. Die Entwicklung des Hippocampus (Archicortex) gegen Ende des dritten Monats (H. E.-Färbung, Vergrößerung 37,5fach) a bei einem Embryo von 50 mm Sch.-St.-Länge, b bei einem Embryo von 58 mm Sch.-St.-Länge, c bei einem Embryo von 64 mm Sch.-St.-Länge, d bei einem Embryo von 83 mm Sch.-St.-Länge. Man kann die Einrollung der Hippocampusanlage verfolgen, die Rindenplatte des Hippocampus tritt später auf als die des Neocortex und ist nie so scharf konturiert wie die letztere

morphologisches Kriterium, um Archipallium und Neopallium voneinander abzugrenzen; wie die Abbildung zeigt, würden beide fließend ineinander übergehen. Weiterhin besitzt die Matrix, deren Beschaffenheit bei der Abgrenzung heterochron reifender Bezirke wesentlich ist, nur in dem rindenplattenfreien Abschnitt der Hemisphärenwand eine eigene, von der neopallialen Matrix unterscheidbare Struktur. Aus diesen Gründen behalten wir die Grenzziehung der älteren Autoren bei. In der zweiten Hälfte des dritten Monats besitzt der Hippocampus noch keine Rindenplatte (Abb. 13 a). Die außerordentlich schmale Rindenplatte, die hier bis an die Grenze des Archipalliums zieht, gehört wahrscheinlich zum Periarchicortex, also zur Regio entorhinalis und zum Praesubiculum. Die Matrix des Hippocampus ist scharf konturiert und erst weiter unten im Bild folgt ein Matrixabschnitt in dem die Migrationsphase, kenntlich an der verwaschenen Grenze, herrscht. Es ist der Bezirk der Fascia dentata. In den folgenden Stadien (Abb. 13 b bis d) ist die Fascia dentata als lockere Zellansammlung unter dem breiten Randschleier erschienen. Gleichzeitig ist ihre Matrix schmal und scharf begrenzt; die Migrationsphase ist hier also weitgehend abgeschlossen. Auch im Bereich des Hippocampus bildet sich unter dem Randschleier eine dichte Zellschicht aus, die bei manchen Embryonen als regelrechte Rindenplatte imponiert (Abb. 13 c). Trotzdem ist diese „Rindenplatte" des Archicortex stets lockerer gebaut und unschärfer gegen die Zwischenzone abgesetzt als die neocorticale Rindenplatte. Sie ist daher als eine grundsätzlich andersartige Struktur von der neocorticalen Rindenplatte zu unterscheiden. Die zunehmende Einrollung des Hippocampus und die Ausbildung des Alveus sind auf den Abb. 13 b bis 13 d gut zu verfolgen.

Der vierte Monat

Mit der Ausbildung des Marklagers im vierten Monat verdickt sich die dorsale Wand der Hemisphäre, so daß sie ihren Blasencharakter verliert und der Ventrikel zunehmend eingeengt wird. Er erhält dadurch eine von der Hemisphärenoberfläche abweichende Gestalt, die schon weitgehend der des fertigen Ventrikels gleicht. Die Matrix befindet sich jetzt fast im ganzen Seitenventrikelbereich in der Phase der vollen Migration, was vor allem im Neopallium zur Ausbildung eines breiten Keimlagers führt. Im Bereich von Paleocortex und Archipallium differenziert sich die Rinde und erlaubt eine Aufgliederung in die bleibenden Felder. Auch im Neopallium treten deutliche Strukturunterschiede der Rindenplatte zutage und im frontopolaren Bereich läßt sich sogar die erste Sechsschichtung der homogenetischen Rinde nachweisen.

Innenfläche der Hemisphäre (Ventrikelwand)

Nachdem sich während der zweiten Hälfte des dritten Monats die Hauptabschnitte, Cella media, Unterhorn und Hinterhorn, ausgebildet haben, gewinnt der *Seitenventrikel* im vierten Monat seine charakteristische Grundform. Die Wand des Palliums beginnt sich mehr und mehr zu verdicken, so daß der Blasencharakter des Episphaeriums verloren geht. Der Ventrikel wird dadurch allseitig eingeengt und verliert nun jede Ähnlichkeit mit der äußeren Form der Hemisphäre (Abb. 47 d). Die Ganglienhügel, deren Rundung stark in den Ventrikel vorspringt, hinterlassen am Ventrikelboden eine tiefe Wölbung von Kreisbogenform, die nunmehr im Vorderhorn und in der Cella media den Boden des Ventrikels, im Unterhorn dagegen das Dach darstellt. Im Unterhorn wird die Wölbung flacher und der Ventrikelpol, der vorher (Abb. 47 c) spitz zulief, ladet zu einer weiten Rundung aus. Hier liegt die

Ventrikelfläche des Nucleus amygdalae, dessen Größenzunahme zur Ausdehnung seines Wandbezirkes geführt hat. Am weiträumigsten ist der Ventrikel noch im Parieto-occipitalbereich, wo eine Verjüngung des caudalen Ventrikelpoles die beginnende Bildung des Hinterhornes anzeigt. Dies wird in erster Linie durch eine Formänderung des Unterhornbodens hervorgerufen, der noch am Ende des dritten Monats eine der dorsalen Ventrikelkontur entsprechende Rundung aufwies, jetzt aber zu einer konkaven Fläche eingedrückt ist.

Die *Beschaffenheit der Ventrikelwand* ist während des vierten Monats im allgemeinen durch die starke Migration der Zellelemente aus der Matrix in die Rindenplatte und durch eine außerordentliche Verbreiterung der Keimlager gekennzeichnet.

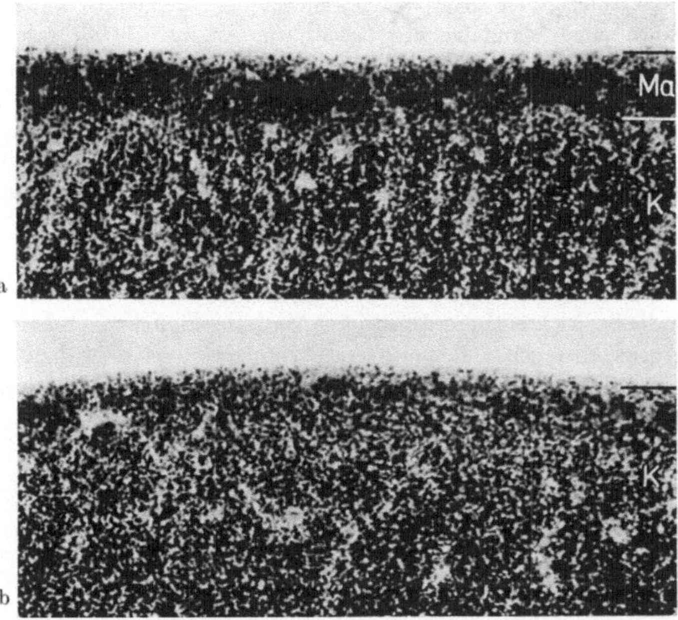

Abb. 14. Matrix des Ganglienhügels bei einem Embryo von 120 mm Sch.-St.-Länge (Nissl-Färbung, Vergrößerung 120fach). a palaeocorticaler Abschnitt, b Striatumabschnitt; im palaeocorticalen Abschnitt hebt sich die breite Matrix vom Keimlager ab, im Striatumabschnitt ist sie infolge der starken Zellmigration nicht abgrenzbar

Im Bereich des palaeocorticalen Wandabschnittes finden wir allerdings, wie in den frühen Stadien, noch eine vom anliegenden Keimlager abgesetzte breite Matrix, die zwar bei geringer Vergrößerung von letzterem nicht zu unterscheiden ist (Abb. 16), sich aber bei stärkerer Vergrößerung deutlich abhebt (Abb. 14 a). Im Gegensatz dazu läßt sich am Striatumabschnitt auch bei stärkerer Vergrößerung keine Grenze zwischen Matrix und Keimlager mehr erkennen (Abb. 14 b). Die Matrix befindet sich hier in der Phase der „vollen Migration", in der ihre Kontur völlig verloren geht. Die beiden Ganglienhügel, die von der palaeocorticalen und striatalen Matrix bedeckt werden, sind also nicht nur durch die seichte Furche voneinander getrennt, sondern sie unterscheiden sich wie in der zweiten Hälfte des dritten Entwicklungsmonats auch durch ihre verschiedene Matrixbeschaffenheit. Das ist vor allem caudal von Bedeutung, wo die Furche verschwindet und beide nur unter Berücksichtigung der Matrixstruktur bis in das Unterhorn zu verfolgen sind.

In der Wand des Neopalliums herrscht ebenfalls die Phase der vollen Migration (Abb. 17). Die Matrix ist zwar stellenweise als dunkler Streifen noch zu erkennen, aber die Entstehung eines breiten Keimlagers im ganzen Bereich des Neopalliums läßt keinen Zweifel daran, daß die Migrationsphase ihren Höhepunkt erreicht hat. Die Intensität der Proliferation und Migration verringert sich gegen die mediale Hemisphärenwand zu, in deren Bereich zwischen Neopallium und Archipallium ein Übergangsgebiet mit deutlich konturierter Matrix und einem locker gebauten, klar vom Marklager abgegrenzten Keimlager liegt. Die topographische Beziehung dieses Matrixbezirkes zur entorhinalen Region an der Oberfläche der Hemisphäre lassen ihn ohne weiteres als Ursprungsgebiet derselben erkennen und wir können daher die ganze Partie als entorhinalen Wandabschnitt bezeichnen. An ihn schließt sich die Matrix des Archipalliums an. Sie hebt sich deutlich von der Differenzierungszone ab und ist wesentlich schmäler als die entorhinale Matrix, welche die gleiche Breite wie die neopalliale Matrix besitzt. Der große Zellreichtum der angrenzenden Differenzierungszone weist darauf hin, daß auch hier eine lebhafte Zellmigration herrscht. Sie erreicht jedoch während der ganzen Entwicklung niemals eine solche Intensität, daß die Kontur der Matrix verschwindet. Die am weitesten medial gelegene Partie der Ventrikelwand wird von einer sehr dünnen Zellschicht ausgekleidet, welche die Tela chorioidea bildet und den Fornix bedeckt.

Wenn wir die Bezirke mit unterschiedlicher Matrixbeschaffenheit auf ein Ventrikelmodell übertragen, so ergeben sich mehrere übereinander gelagerte halbkreisförmige Zonen. Auf der lateralen Ansicht sind sie freilich mit Ausnahme des palaeocorticalen

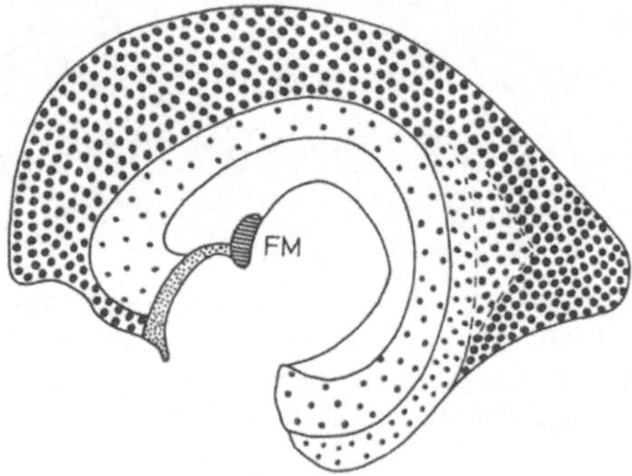

Abb. 15. Mediale Ansicht vom Seitenventrikel eines Embryos von 120 mm Sch.-St.-Länge mit Rekonstruktion der verschiedenen Wandabschnitte (Vergrößerung 3fach). Kleine Punkte: palaeocorticaler Abschnitt mit Riechventrikel; große dichte Punkte: Neopallium (volle Migrationsphase der Matrix); große lockere Punkte: Calcar avis und Segment des Periarchicortex (Regio entorhinalis); spärliche Punkte: Archipallium (Migration von geringer Intensität); weiß: embryonales Ependym. Die Wandbeschaffenheit ist auf Abb. 17 zu sehen

Abschnittes infolge der allgemeinen starken Migration nicht abgrenzbar und wir können deshalb auf eine Wiedergabe der Lateralansicht verzichten. An der medialen Hemisphärenfläche aber sind die Zonen ohne Schwierigkeit zu rekonstruieren (Abb. 15). Der innerste Bogen, der von der schon erwähnten dünnen Zellage gebildet wird, besteht aus der Tela chorioidea, dem Fornix und dem stark verdünnten Teil der Hemisphärenwand, der sich als Lamina affixa der dorsolateralen Fläche des Thalamus anlegt, während das Vorderende der Zone, oral vom Foramen Monroi gelegen, später den häutigen Teil des Septum pellucidum bildet. Ventral schließt sich hier ein schmaler, bis zum Riechventrikel ziehender Streifen einer breiten Matrix an, der zum Abschnitt des Palaeocortex gehörend, die Wand der basalen Vorderhornrinde auskleidet. Im Abgangsbereich des Riechventrikels ist der Wandbelag hochgradig verdünnt. Er zeigt damit ein Verhalten, wie wir es auch bei anderen Ausstülpungen des Ventrikelsystems finden, die später obliterieren, wie zum Beispiel am Recessus der Neurohypophyse oder am Recessus mamillaris. Das nächste Wandsegment wird von der Matrix des Archipalliums gebildet, dessen Ausdehnung sich im Unterhorn genau mit der tiefen Mulde des Hippocampus an der Ventrikelrekonstruktion deckt und das rostral ungefähr die künftige ventrikuläre Fläche des Balkens einnimmt. An das Archipallium schließt sich die entorhinale Matrix an, die sich jedoch nur bis in die Parietalgegend verfolgen läßt. Den Rest der Ventrikelwand nimmt die Matrix des Neopalliums ein. Sie zeigt am Abgang des Hinterhornes eine wesentlich geringere Migration, so daß Matrix und Differenzierungszone hier infolge des geringeren Zellgehaltes heller erscheinen und auch schmäler sind als im übrigen Neopallium. Diese Wandbeschaffenheit beschränkt sich auf einen umschriebenen Bezirk, der sich caudal an das Segment der entorhinalen Matrix anlagert und dem späteren Calcar avis entspricht.

Oberfläche der Hemisphäre

Im Palaeocortex und Archicortex macht die Differenzierung der Rinde während des vierten Monats große Fortschritte. An der Basis der Hemisphäre (Abb. 16) tritt die Gliederung des *Palaeocortex*, die schon in der zweiten Hälfte des dritten Monats erkennbar war (Abb. 11), klar hervor und nähert sich bereits der Struktur im reifen Gehirn. Die Regio praepirifomis läßt sich jetzt in zwei Abschnitte gliedern: in einen subinsulären (ROSEs Praepiriformis 1) und in einen über dem Tractus olfactorius lateralis gelegenen (ROSEs Praepiriformis 2). Eine Fortsetzung der unregelmäßig angeordneten Zellhaufen erstreckt sich noch ein Stück in den Bereich des Tuberculum olfactorium und wird von HUMPHREY (1967) und anderen Autoren als Pars lateralis zum Tuberculum olfactorium gerechnet. MACCHI (1951) dagegen faßt diesen Bezirk noch als präpiriformen Cortex auf, was wegen der gleichartigen Struktur der Formation durchaus berechtigt erscheint. Das Tuberculum olfactorium unterscheidet sich von der Regio praepiriformis durch das Fehlen einer dichten, von der übrigen Differenzierungszone abgrenzbaren Zellage im Randgebiet. Das auf der Abbildung medial anschließende Diagonale Band BROCAs ist durch seine Zellarmut charakterisiert. In der künftigen Capsula externa, zwischen dem Putamen und der Inselrinde ist jetzt das Claustrum erschienen. Es bildet eine lockere, nur unscharf begrenzte Zellansammlung, die sich ventral verbreitert und dabei den Charakter eines geschlossenen Zellbandes verliert. Die einzelnen größeren Zellhaufen, in die es sich auflöst, gehen ohne deutliche Grenze in die tiefere Schicht der präpiriformen Rinde über. Das Claustrum gehört während der Entwicklung nie zur Inselrinde und bildet sich viel später als das Striatum, so daß es weder zur Rinde noch zu den Basalganglien gerechnet werden kann. Es hat dagegen von Anfang an enge topographische Beziehungen zur präpiriformen Rinde, zu der wir es im Anschluß an MACCHI (1951) auch genetisch rechnen.

Die Entwicklung des *Archicortex* macht rasche Fortschritte (Abb. 17). Das zeigt ein Vergleich mit den Stadien vom Ende des dritten Monats (Abb. 13). Die typische eingerollte, ammonshornartige Konfiguration, die am Übergang vom dritten zum vierten Monat erst angedeutet war, ist jetzt voll ausgebildet. Die Fascia dentata ist allerdings noch nicht zu einem schmalen Zellband ausgewalzt, sondern stellt noch ein

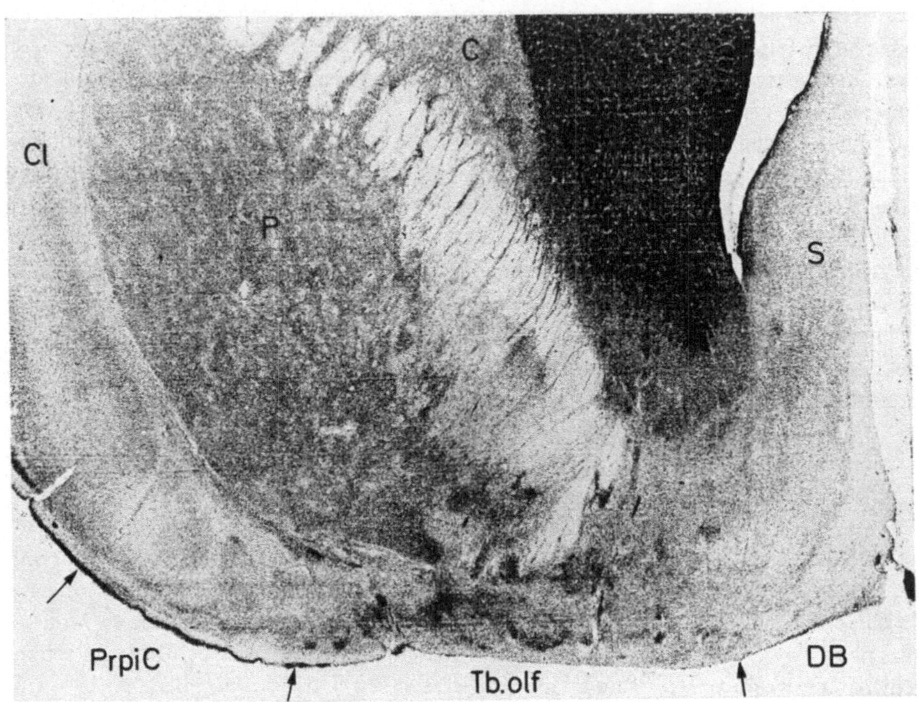

Abb. 16. Schnitt durch das Tuberculum olfactorium eines Embryos von 120 mm Sch.-St.-Länge (Nissl-Färbung, Vergrößerung 14fach). *C* Nucleus caudatus, *Cl* Claustrum, *DB* Diagonales Band Broca's, *P* Putamen, *PrpiC* praepiriformer Cortex, *S* Septum, *Tb olf*. Tuberculum olfactorium; die ventrale Partie des Claustrums geht in den praepiriformen Cortex über

relativ breites Areal dar, das an der Hirnoberfläche liegt, wie es später nur noch im Bereiche der Valvula Giacomini der Fall ist. Die außerordentliche Breite des Randschleiers, das Charakteristikum der Hippocampusformation in frühen Stadien, besteht immer noch. Es lassen sich jetzt Subiculum und Praesubiculum abgrenzen und in den Sektoren h 1, 2 und 3 hat sich an der Grenze zum Randschleier eine zelldichte Zone gebildet, die von der ventrikelnahen Differenzierungszone durch eingewachsene Faserbündel getrennt wird, aber keineswegs klar abgesetzt ist wie die Rindenplatte der Regio entorhinalis oder des Neopalliums. Zwischen Ammonshorn und neopallialer Rindenplatte ist jetzt die entorhinale Rinde gut ausgebildet. Die äußere, schmale dunkle Rindenplatte wird durch die Lamina dissecans von der tieferen, locker und breiter angelegten Schicht geschieden und die letztere wieder ist scharf von der weißen Substanz getrennt. Die lateral angrenzende breite Rindenplatte des Neopalliums zeigt im Gegensatz zur entorhinalen Rinde noch keinerlei Aufgliederung in einzelne Schichten.

Regionale Differenzen finden wir aber in der *Rindenplatte des Neopalliums* auch schon im vierten Monat. Abb. 18 bringt Beispiele von der unterschiedlichen Struktur der Rindenplatte. In der Parietalregion (Abb. 18 a) fällt die unscharfe Grenze der Rindenplatte gegen das darunter liegende künftige Marklager auf. In der oralen Partie der Hemisphäre dagegen besitzt die Rindenplatte durchweg eine scharfe Grenze (Abb. 18 b). Sie wird von einer zweiten lockeren Zellschicht unterlagert, von der sie

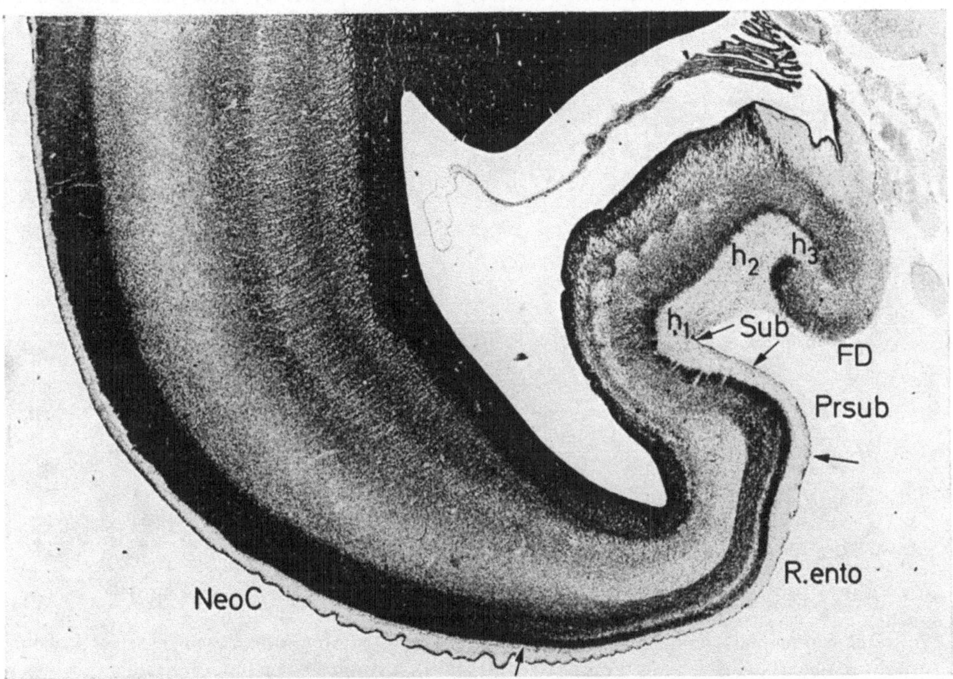

Abb. 17. Schnitt durch den Temporallappen eines Embryos von 120 mm Sch.-St.-Länge (Nissl-Färbung, Vergrößerung 14fach). *FD* Fascia dentata, *h 1* bis *h 3* Hippocampusfelder, *NeoC* Neocortex (Rindenplatte), *R. ento.* Regio entorhinalis, *Sub* Subiculum, *Prsub* Praesubiculum. Beachte die schmale periventrikuläre Zellschicht im Bereich des Hippocampus und das breite Keimlager im neopallialen Abschnitt der Ventrikelwand. Frühere Entwicklungsstadien des Hippocampus Abb. 13

durch einen schmalen, zellarmen Streifen getrennt wird. Oft zeigt die Schicht eine eigentümliche streifig wellige Anordnung ihrer Elemente, was durch horizontal verlaufende Fasern bedingt sein kann, zwischen denen die Zellen in dichteren Reihen liegen. Dieser Aufbau der fetalen Rindenplatte wurde schon von FILIMONOFF (1929), von JACOB (1936) und von POLJAKOW (1940) beschrieben und die lockere Zellschicht wurde von ihnen als „Unterschicht z" bezeichnet. Die unterschiedliche Zelldichte von Rindenplatte und Unterschicht macht es wenig wahrscheinlich, daß es sich hier um eine Spaltung der Rindenplatte handelt. Man hat vielmehr den Eindruck, daß die Unterschicht „z" von Anfang an eine von der Rindenplatte getrennte Formation ist, deren Zellmaterial sich unter der Rindenplatte ansammelt.

Die weitere Rindendifferenzierung läßt sich in der oralen Polregion verfolgen. Dabei kommt es zunächst zu einer Auflockerung der inneren zwei Drittel der Rindenplatte, während das äußere Drittel die alte Dichte bewahrt. Die Auf-

hellung nimmt in der Mitte der Rindenplatte zu und teilt sie schließlich in zwei
dunkle Zellbänder (Abb. 18 c). Damit haben wir zum ersten Mal BRODMANNs sechsschichtigen Grundtypus der homogenetischen Rinde vor uns. Der bisherige Randschleier wird als Schicht I oder Lamina corpuscularis gezählt, aus der Rindenplatte
gehen hervor Schicht II oder Lamina granularis externa (äußerer dunkler Zellstreifen),
Schicht III oder Lamina pyramidalis (Aufhellungszone) und Schicht IV oder Lamina
granularis interna (innerer dunkler Streifen), Schicht V oder Lamina ganglionaris ent-

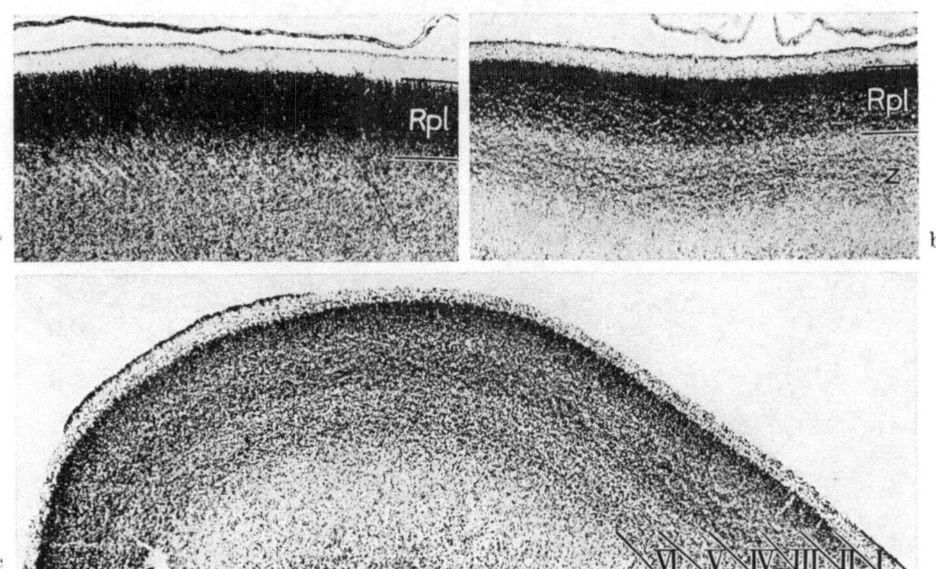

Abb. 18. Rindenplatte von Embryonen aus der Mitte des vierten Monats von 115 und 120 mm
Sch.-St.-Länge (Nissl-Färbung, Vergrößerung 13fach). a Rindenplatte mit verwaschener Kontur
aus der Parietalgegend, b Rindenplatte mit Auflockerung der inneren Schicht und horizontal
gestreifter Zellschicht „z", oraler Hemisphärenabschnitt, c Rindenplatte mit aufgelockertem
Mittelstreifen und unterlagerter Zellschicht „z": erstes Auftreten einer sechsschichtigen Rinde
im vierten Monat, rostrale Partie der Hemisphäre

spricht dem zellarmen Streifen zwischen Rindenplatte und der Unterschicht z, welche
die Schicht VI oder Lamina multiformis darstellt. Die granulären Lagen imponieren
also als dunkle, die pyramidale und ganglionäre Schicht als helle Streifen, wie es auch
in der fertigen Rinde der Fall ist. Diese frühe Schichtung ist ein sehr überraschender
Befund, denn BRODMANN gibt an, daß die Differenzierung der Rindenplatte am
Übergang vom fünften zum sechsten Monat beginnt und daß der sechsschichtige
Grundtypus im siebenten und achten Monat voll entwickelt ist. Besonders ungewöhnlich ist aber die Lokalisation der frühen Laminierung, die sich mit keiner der Regionen
deckt, die uns von der Myelogenese und der postnatalen Zelldifferenzierung her als
früh entwickelte Areale bekannt sind.

Die Lage der verschiedenen Bezirke auf der Seitenansicht der Hemisphäre ist auf
Abb. 19 wiedergegeben. In diesem Stadium liegen noch einige palaeocorticale Areale
an der lateralen Oberfläche, so die Regio praepiriformis, die ventral von der Inselregion noch eine bemerkenswerte Ausdehnung besitzt, und der Nucleus amygdalae,
der den Pol des Temporallappens bildet und von der Regio entorhinalis umgeben

wird. Die Inselregion, deren Wachstum jetzt gegenüber der Ausdehnungstendenz der angrenzenden neopallialen Partien zurückbleibt, liegt in der Tiefe einer flachen Mulde und läßt sich durch den lockeren Bau und die verwaschene Grenze gegen die weiße Substanz von der angrenzenden neopallialen Rindenplatte unterscheiden. Am oralen

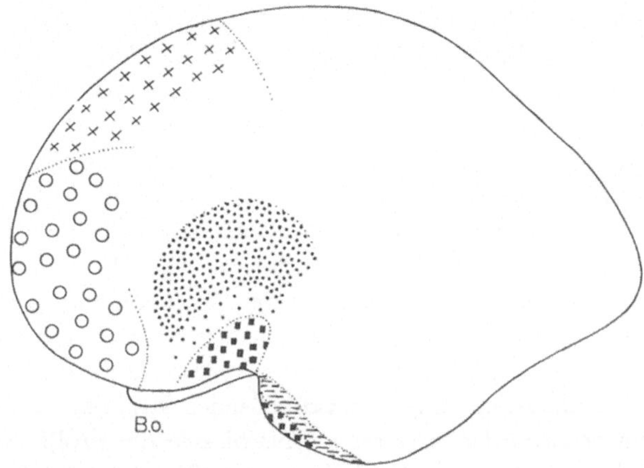

Abb. 19. Laterale Ansicht von der Hemisphäre eines Embryos von 120 mm Sch.-St.-Länge mit Rekonstruktion der unterschiedlich beschaffenen Rindenplatten (Vergrößerung 3fach). Kreise: frontopolare Rindenplatte, in deren Bereich die früheste Sechsschichtung auftritt; Kreuze: klar konturierte Rindenplatte; dichte Punkte: isocorticale Rindenplatte der Insel; lockere Punkte: mesocorticale Rindenplatte; Karos: praepiriforme Rinde; schraffiert: entorhinale Rinde

Pol ist der Bezirk angegeben, in dem wir die früheste Laminierung des homogeneti-schen Cortex fanden. Darüber liegt das Areal der gut konturierten Rindenplatte mit der streifigen Struktur des angrenzenden Gewebes und dann folgt die parietale Region mit dem lockeren Übergang der Rindenplatte in das Marklager. Die auf der Rekon-struktion dargestellten Grenzen stammen von verschiedenen Fetengehirnen, z. T. von Sagittalserien, auf denen sie lateral wegen des schrägen Anschnittes nicht mehr zu ver-folgen waren.

Der fünfte Monat

Während des fünften Monats machen sich in einigen Abschnitten der Ventrikelwand die ersten Anzeichen des Matrixaufbrauches bemerkbar. Infolge des unterschiedlichen Wandbaues sind einzelne Zonen, die während der allgemeinen starken Migration im vierten Monat nicht zu unterscheiden waren, wieder voneinander abzugrenzen. Das trifft vor allem für den Striatum- und den Inselabschnitt zu. Die Differenzierung des Cortex in verschiedene Felder ist soweit vorangeschritten, daß die Aufstellung einer Hirnkarte möglich wird. Auf ihr läßt sich die Lage der Prae- und Postzentralregion schon vor dem Auftreten der Zentralfurche bestimmen. Die am weitesten fortgeschrittene Differenzierung zeigt die Inselrinde und mit einigem Abstand die Zentralregion und die an die Insel angrenzenden Partien.

Innenfläche der Hemisphäre (Ventrikelwand)

Im großen und ganzen gleicht die Form des *Seitenventrikels* im fünften Monat dem vorhergehenden Stadium; am Ventrikelmodell eines Feten von 154 mm Scheitel-Steiß-Länge (nach einer Plattenrekonstruktion) erscheint die Cella media noch weit und die Hinterhornpartie sehr plump (Abb. 21). Eine bemerkenswerte Veränderung zeigt die Lage der Ganglienhügel, deren Wölbung bisher im Vorderhorn und in der Cella media den Ventrikelboden und im Unterhorn das Ventrikeldach bildete. Jetzt dagegen ist im Vorderhorn der Wulst nach lateral verlagert und macht den größten Teil der seitlichen Wand aus. Diese Verlagerung stellt die Fortsetzung einer Bewegung dar, die HOCHSTETTER schon für die ersten Entwicklungsmonate beschrieben hat. Danach liegen die Ganglienhügel als Teil des Telencephalon impar ursprünglich weitgehend innerhalb des dritten Ventrikels und werden erst im Verlaufe der Ausstülpung der Hemisphären während des zweiten und dritten Monats völlig in diese einbezogen. Die jetzige Verlagerung zur seitlichen Ventrikelwand kann kaum auf diesen Entwicklungsprozeß bezogen werden, denn er ist im fünften Monat schon abgeschlossen. Sie dürfte vielmehr durch die starke Volumenzunahme des Corpus striatum verursacht sein, durch die der Ventrikelboden lateral angehoben wird.

Die *Matrixbeschaffenheit* des palaeocorticalen Wandabschnittes ist unverändert; er wird wie bisher von einer breiten, mäßig abgesetzten Matrix bekleidet. Zu einer regelrechten Migrationsphase, in der die Matrixkontur verschwindet, kommt es im palaeocorticalen Wandabschnitt nie. Im anschließenden Striatumabschnitt ist die Zelldichte etwas geringer geworden, was für ein Nachlassen der Proliferation spricht. Es bietet sich jedoch keine wesentliche Veränderung des Wandbaues gegenüber dem Bild im vierten Monat (Abb. 14 b).

Die Matrix des Neopalliums, die auf Abb. 20 a zu sehen ist (linke Bildseite), zeigt keinerlei Kontur und man hat den Eindruck, daß jegliche Wandauskleidung verschwunden ist. Auch bei stärkerer Vergrößerung läßt sich in diesem Abschnitt keine geschlossene Wandbekleidung mehr nachweisen. Auf der Abbildung ist der Übergang zu einem Wandabschnitt dargestellt, der sich durch eine etwas größere Zelldichte auszeichnet (rechte Bildseite). Bei stärkerer Vergrößerung erkennt man hier auch eine einreihige, geschlossene Zellschicht als Grenze gegen den Ventrikel. Dieser Abschnitt, der sich im vorliegenden Stadium nur gering von der neopallialen Wand abhebt, läßt sich in den folgenden Entwicklungsmonaten deutlich abgrenzen (Abb. 27 b, 35 c). Er liegt im lateralen Ventrikelwinkel zwischen Striatumabschnitt und Neopallium, was genau der topographischen Lage der Inselmatrix in früheren Stadien entspricht. Aufgrund der Lage und der Reifungsdifferenz sehen wir den Wandabschnitt als den Bezirk der Inselmatrix an. Hier beginnt ja die Proliferation und Migration früher als im Neopallium (Abb. 5) und die Rindenplatte bildet sich hier zu einem Zeitpunkt, an dem das übrige Neopallium noch aus einer dünnen Blasenwand besteht (Abb. 7). Dementsprechend beginnt der Matrixaufbruch in diesem Gebiet ebenfalls zu einem frühen Termin, an dem sich die neopalliale Matrix noch in der vollen Migrationsphase befindet (Abb. 27 b, 35 c).

Im Archipallium (Abb. 20 b) hebt sich die Matrix deutlich ab. Sie ist wesentlich schmäler als in den anderen Wandabschnitten und besitzt eine scharfe Kontur. Während im Ganglienhügel und im Neopallium die Matrix von einem breiten Keimlager begleitet wird, findet sich hier nur ein schmaler zellreicher Saum. Hier hat der Aufbrauch der Matrix begonnen, ohne daß vorher eine massive Proliferation und Migration stattfand.

Bei einer *Rekonstruktion* bilden die verschiedenen Matrixabschnitte auf der lateralen Ventrikelfläche halbkreisförmige Segmente, wie sie uns schon im vierten Monat begegneten (Abb. 21). Das innerste Segment wird von der palaeocorticalen Matrix gebildet, die im Vorderhorn die ventrale Hälfte der lateralen Ventrikelwand bedeckt. Die Zone erleidet weiter caudal, in der Cella media und im Unterhorn, eine erhebliche Verschmälerung und erst am Pol des Unterhornes verbreitert sie sich wieder, um hier die ventriculäre Fläche des Nucleus amygdalae zu bilden. Der Striatumabschnitt erleidet infolge der starken Wölbung des lateralen Ganglienhügels, auf dem er liegt,

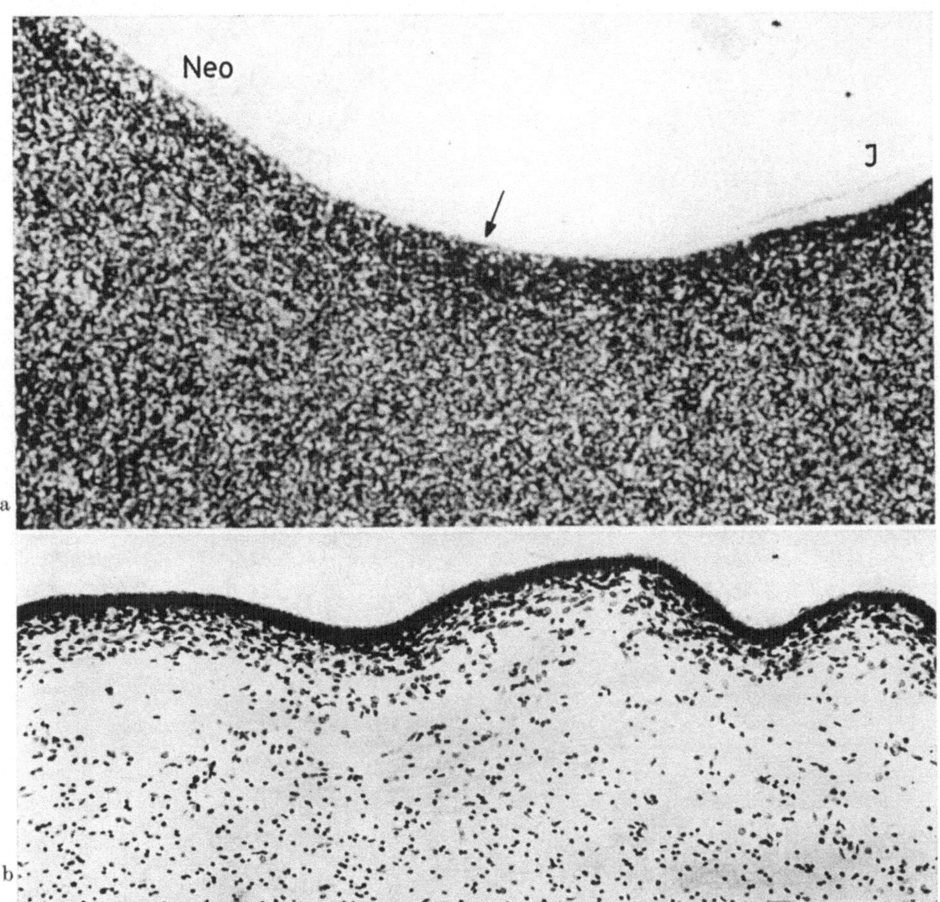

Abb. 20. Die Ventrikelwand bei einem Feten von 154 mm Sch.-St.-Länge (Nissl-Färbung, Vergrößerung 100fach). a Inselabschnitt und neopallialer Abschnitt, b archipallialer Abschnitt

eine perspektivische Verkürzung, so daß die tatsächliche Höhe seines Wandanteiles auf der Rekonstruktion nicht zur Darstellung kommt. Caudal vom Foramen Monroi nimmt er auf der Ventrikelwand annähernd die gleiche Fläche ein wie der mediale Ganglienhügel und verjüngt sich dann im Unterhorn, um schließlich ganz zu verschwinden. Der beginnende Matrixaufbrauch in seinem Bereich beschränkt sich auf die Cella media und das Unterhorn, während im Vorderhorn, wo sich jetzt das Caput nuclei caudati bildet, noch eine starke Zellmigration besteht. Wir finden also innerhalb seiner Etage eine deutliche Reifungsdifferenz zwischen den caudalen und den oralen Partien.

　　Anschließend an den Striatumabschnitt läßt sich ein schmales Segment abgrenzen, das sich von der Höhe des Foramen Monroi bis in das Unterhorn erstreckt und das wir bereits als Inselbezirk gekennzeichnet haben. Es zeigt ebenfalls eine Reifungsdifferenz: der beginnende Matrixaufbrauch ist im Unterhorn schon deutlich, in der

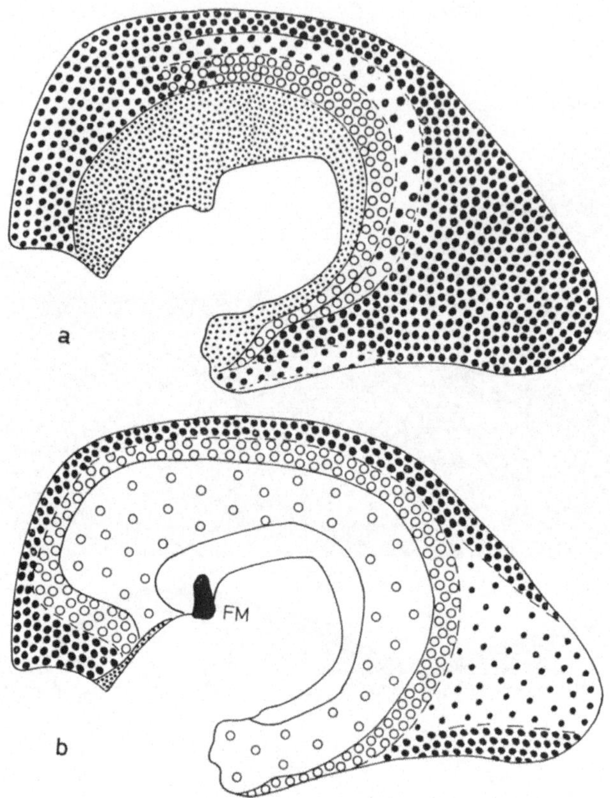

Abb. 21. Die Wandbeschaffenheit des Seitenventrikels bei einem Feten von 154 mm Sch.-St.-Länge (Vergrößerung 3,5fach). a Lateralansicht, b Mediananansicht; kleine Punkte: palaeocorticaler Abschnitt; große dichte Punkte: Neopallium (volle Migrationsphase der Matrix); große lockere Punkte: Inselsegment und Calcar avis (Nachlassen der Zellmigration); dichte Kreise: Striatumabschnitt und periarchicorticaler Abschnitt (beginnender Aufbrauch der Matrix); spärliche Kreise: Archipallium (fortgeschrittener Matrixaufbrauch); weiß: embryonales Ependym

Cella media erst angedeutet. Die übrige laterale Wand des Seitenventrikels wird von der Matrix des Neopalliums eingenommen, die sich noch im Stadium der vollen Migration befindet. Nur an der Basis des Unterhornes ist der ventrikuläre Bereich der Regio entorhinalis sichtbar, in dessen Umgebung auch die Kontur der neopallialen Matrix deutlicher hervortritt. Dieser Bezirk, in dem offensichtlich die Zellmigration etwas nachgelassen hat, bildet einen Streifen, der über die basale Ventrikelfläche auf die mediale Wand übergreift. Die beschriebenen Zonen der Ventrikelwand sind im Unterhorn und in der Cella media gut voneinander abzugrenzen, im Vorderhorn aber sind sie mit Ausnahme des palaeocorticalen Bezirkes nicht mehr sicher auszumachen.

Man kann sie noch ein Stück über die Höhe des Foramen Monroi hinaus verfolgen, dann aber verschwinden sie allmählich in einer stark proliferierenden Matrix, die die ganze obere Hälfte der Vorderhornwand einnimmt.

An der medialen Ventrikelfläche (Abb. 21 b) treffen wir wie im vierten Monat als innerste Zone embryonales Ependym an, das die Tela chorioidea, den Fornix und die Lamina affixa bedeckt. Um diese herum legt sich das Segment des Archipalliums, dessen stark verdünnte Matrix sich bereits in der Phase des fortgeschrittenen Aufbrauches befindet. Das Segment hat sich im Vorderhorn stark ausgedehnt, was jedoch nicht auf ein aktives Wachstum des Archipalliums zurückzuführen ist, sondern auf die Volumenzunahme des benachbarten Balkens. Durch das Einwachsen der Balkenfasern nimmt hier das Marklager nicht nur erheblich an Breite zu, sondern verursacht auch eine Vergrößerung der angrenzenden Ventrikelwand (Abb. 53). Am Boden des Vorderhornes wird die verdünnte Matrix des Archipalliums von einer breiten Matrix abgelöst, die die basale Vorderhornrinne auskleidet und zum palaeocorticalen Wandbezirk gehört, der hier auf die mediale Ventrikelwand übergreift. Dorsal wird das Segment des Archipalliums von einer schmalen Zone umschlossen, deren Matrixbeschaffenheit einen Übergang zur neopallialen Wand darstellt. Es ist der entorhinale Matrixabschnitt, der während des vierten Monats nur im Unterhorn nachweisbar war, jetzt aber nach Einsetzen des Matrixaufbrauches um das ganze Archipallium herum zu verfolgen ist. Die Übergänge zu den benachbarten Wandabschnitten sind freilich oft fließend und lassen sich im allgemeinen nicht als definitive Grenzlinie festlegen. Wir rechnen diese Wandzone dem „Periarchicortex" zu, in dem FILIMONOFF (1947) alle Grenzstrukturen des Archicortex zusammenfaßt, die noch nicht zum Neocortex gerechnet werden können. Innerhalb der neopallialen Matrix, die den Rest der Ventrikelwand ausmacht, hat sich im Hinterhorn der Wandbezirk des Calcar avis stark ausgedehnt. Die Zellmigration ist hier wesentlich schwächer als in den anderen Partien des Neopalliums, aber eigentliche Zeichen des beginnenden Matrixaufbrauches fehlen.

Oberfläche der Hemisphäre

Die Konvexität der Hemisphäre zeigt im fünften Monat noch keine Furchenbildung. Nur die Inselregion, deren Wachstum deutlich nachgelassen hat, ist weiter in die Tiefe gesunken und ihre beginnende Opercularisierung führt zu einer auch makroskopisch sichtbaren Markierung ihrer Grenzen, an denen sich die Randpartien des Neopalliums wulstartig vorwölben. Es beginnt die „Supprimierung" der Insel (SPATZ, 1955).

Die Differenzierung des Cortex hat jetzt im ganzen Neopallium eingesetzt. Wie die unterschiedliche Beschaffenheit der Rindenplatte im vierten Monat erwarten ließ, bietet der Isocortex dabei keineswegs ein gleichförmiges Bild, sondern es finden sich erhebliche lokale Unterschiede im Rindenbau, in der Rindenbreite und im Charakter der Grenze gegen das Marklager. Die Verschiedenheit bestimmter Rindenbezirke ist einmal Ausdruck des schon früh zutage tretenden typischen Aufbaus der einzelnen Rindenfelder, zum anderen Ausdruck eines verschiedenen Reifegrades. Auch innerhalb des Neocortex finden wir nämlich eine Heterochronie der Differenzierung, die zwar nicht so ausgeprägt ist wie bei Palaeocortex, Archicortex und Neocortex, die aber ohne weiteres eine Unterscheidung von früh und spät differenzierten Rindenpartien erlaubt.

Der Rindenbezirk, der sich im fünften Monat am besten abgrenzen läßt und der auch auf eine spätere Area bezogen werden kann, ist die Präzentralregion, die schon vor dem Auftreten der Zentralfurche gut zu erkennen ist. Die einzelnen Felder 4 und 6 sind allerdings noch nicht zu identifizieren, denn es haben sich zu diesem Zeit-

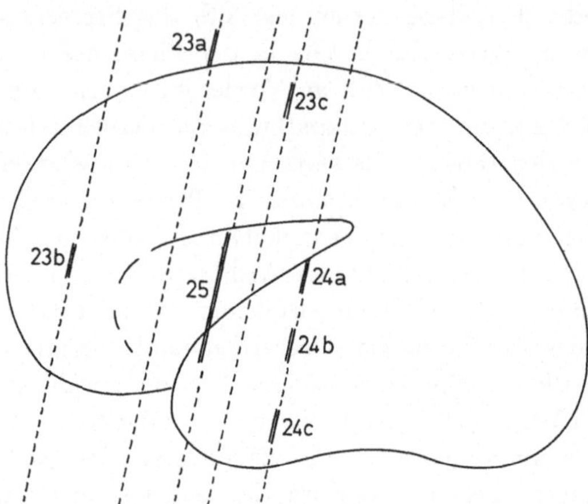

Abb. 22. Lage der Schnitte von Abb. 23 bis 25

punkt noch keine Pyramidenzellen ausdifferenziert. Die Merkmale, an denen die Präzentralregion zu erkennen ist, obwohl Zentralfurche und Betzsche Riesenzellen noch fehlen, sollen an Abb. 23 a demonstriert werden. Auf ihr ist die Rinde der Präzentralregion (linke Bildseite) am Übergang zum Gyrus cinguli (rechte Bildseite) dargestellt. Anhand der beiden Rindenabschnitte lassen sich die Eigentümlichkeiten, durch die sich die Präzentralregion von den angrenzenden Rindenpartien unterscheidet, gut zeigen. Die Laminae I und II weisen keine Unterschiede auf. Die äußeren Körner stellen einen schmalen kompakten Streifen dar, der fließend in ein breites helleres Zellband übergeht, das im Gyrus cinguli zelldicht, gut gegen das Marklager abgesetzt und deutlich schmäler ist als in der Präzentralregion. Die präzentrale Rinde erscheint infolge der lockeren Zellanordnung heller, sie ist breiter und gegen die weiße Substanz weniger gut abgesetzt. Einige Charakteristika der Felder 4 und 6, die große Rindenbreite und der fließende Übergang in die weiße Substanz, machen sich jetzt schon bemerkbar und erlauben eine Abgrenzung des Gebietes. Die Grenzen sind, wie die Abbildung zeigt, klar ausgeprägt. Im größten Teil der Region ist keine Stratifikation zu erkennen. Nur im basalen Bereich und an der oralen Grenze tritt eine undeutliche Sechsschichtung auf, die fließend in eine weniger entwickelte Rindenformation übergeht. Der orale Teil des Frontallappens wird jetzt von einer noch ungegliederten Rinde eingenommen, die eine längsgestreifte Struktur besitzt (Abb. 23 b), welche KONONOWA (1940) als Charakteristikum der frontalen Rinde während des sechsten bis achten Entwicklungsmonats beschrieben hat.

An die Präzentralregion grenzt caudal eine schmale, sehr dunkle Rinde, die im Grenzgebiet keine deutliche Laminierung erkennen läßt, aber ein wenig weiter caudal eine Sechsschichtung aufweist (Abb. 23 c). Der Randschleier ist hier bei der Entfernung der Meningen abgerissen worden, so daß die Lamina 1 fehlt. Die Lamina granularis

externa, der feine radiär verlaufende Strahlen ein sehr gleichmäßiges Aussehen verleihen, ist außerordentlich breit und gegen die übrigen Schichten klar abgesetzt. Die
Laminae pyramidalis und ganglionaris sind als zwei mäßig aufgehellte Bänder zu

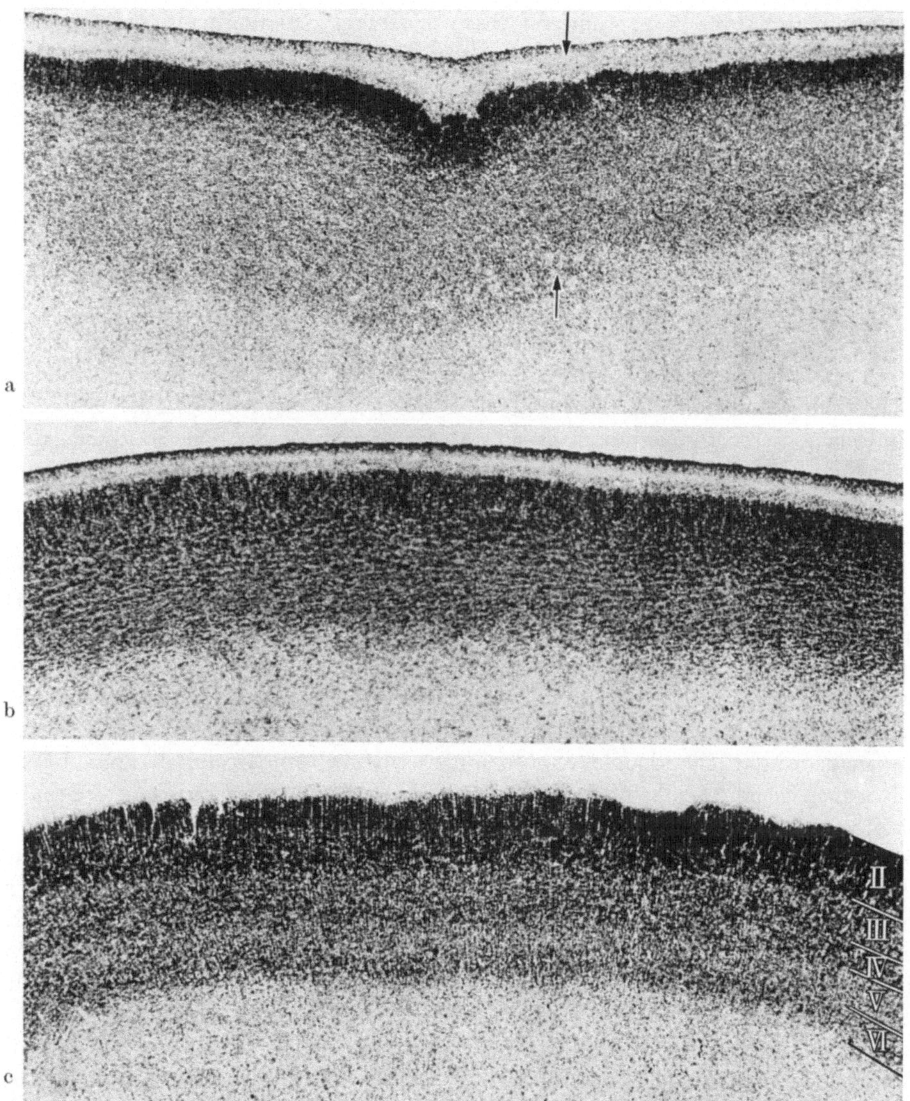

Abb. 23. Cortex eines Feten von 154 mm Sch.-St.-Länge (Nissl-Färbung, Vergrößerung 34-
fach). a agranulärer Cortex der Präzentralregion (li. Bildseite) an der Grenze zum Gyrus
cinguli (re. Bildseite); b frontale Rinde mit feiner Horizontalstreifung; c postzentrale Rinde,
Sechsschichtung mit breiter äußerer Körnerschicht, der Randschleier (Lamina I) ist abgerissen

erkennen, die durch eine sehr schmale Granularis interna voneinander getrennt werden. Die scharfe Grenze der Rinde gegen das Marklager wird schließlich durch eine
dunkle geschlossene Lamina multiformis betont. Dieser Rindentyp, bei dem es sich
ohne Zweifel um den Koniocortex der Postzentralregion handelt, geht caudal in eine

weniger differenzierte Rinde über, die durch eine schwach ausgebildete Aufhellungszone in zwei dunkle Bänder getrennt wird.

Weiter fortgeschritten ist die Rindendifferenzierung in der Umgebung der Insel.
Die Wülste, die sich als beginnende Opercula am Rande des Inselareals vorwölben,
besitzen eine Rinde mit primitiver Sechsschichtung, die allerdings ein wesentlich
anderes Bild bietet, als die Postzentralregion. Hier ist die äußere Körnerschicht
wesentlich schmäler und geht allmählich in eine deutliche, breite Aufhellungszone
über, die dritte Schicht, an die sich als dominierendes Element der ganzen Rinde das
breite Band der inneren Körnerschicht anschließt (Abb. 24 a). Dieses wird durch den
hellen Streifen der Lamina ganglionaris von der locker gebauten Lamina multiformis
getrennt, welche die Rinde nur mäßig vom Marklager abgrenzt. Im ganzen gesehen ist
die Struktur der Rinde verwaschen und die einzelnen Schichten gehen locker ineinander über. Ein Vergleich mit der Postzentralregion (Abb. 23 c) zeigt, daß schon in
einem so frühen Stadium die Sechsschichtung in den einzelnen Regionen ausgeprägte
lokale Eigentümlichkeiten besitzt. Die sechsschichtige Rinde geht ohne klare Grenze in
einen etwas weniger entwickelten Rindenabschnitt über (Abb. 24 b), dessen Cortex aus
einer breiten äußeren Körnerschicht, einer deutlichen Aufhellungszone und einem
dunklen, lockeren Grenzstreifen gegen das Marklager besteht. Die Schichten laufen
schließlich in die ungegliederte Rinde aus, in der erst eine allgemeine Auflockerung
eingetreten ist und in der lediglich die Lamina granularis externa am äußeren Rand
der Rindenplatte angedeutet ist (Abb. 24 c).

Im Inselareal ist die Rindendifferenzierung den übrigen Regionen vorausgeeilt
(Abb. 25). Darauf weist schon der lockere Bau des insulären Cortex, demgegenüber
die temporale Rinde dunkel und kompakt erscheint. Es lassen sich bereits einzelne
Inselfelder unterscheiden: oben im Bild liegt isocorticale Inselrinde mit einer nur
schwach ausgeprägten IV. und einer ausgesprochen zellreichen III. Schicht, die eine
feine Radiärstreifung besitzt. Darunter folgt ein Abschnitt des Mesocortex, dessen
Pyramidenschicht als schmale dunkle Linie erscheint. Im Occipitallappen ist der
Rindenbau ziemlich einheitlich und unterscheidet sich durch die geringere Breite und
eine besonders kompakte Granularis externa von der parietalen und der temporo-
basalen Region. Bei einem Feten von 145 mm Scheitel-Steiß-Länge aus der Mitte des
fünften Monats fanden wir allerdings im oralen Bereich der Fissura calcarina, in
Nachbarschaft der Ammonshornformation, eine geschichtete Rinde, die weiter caudal
in die ungegliederte Rindenplatte überging. Wir nehmen daher an, daß die Differenzierung der Area 17 nicht gleichzeitig im ganzen Feld einsetzt, sondern oral, im
Grenzgebiet zum Archipallium beginnt und in caudaler Richtung fortschreitet.

Wir erwähnten bereits, daß die Unterschiede des Rindenbaues zum Teil auf die
Reifungsdifferenzen und zum Teil auf den spezifischen arealen Bau zurückzuführen
sind. Wenn wir nun die Rindenbezirke auf der Oberfläche der Hemisphäre als Hirnkarte rekonstruieren wollen, so könnten wir entweder von den Areae oder von den
Bezirken mit verschiedenem Reifegrad ausgehen. Das erste tat BROCKHAUS (1949) bei
der Bearbeitung des Nucleus amygdalae, indem er die feststehenden Umrisse der
Kerne wiedergab und durch verschiedene Schraffierung den unterschiedlichen Differenzierungsgrad kennzeichnete. Wir sind im folgenden weder von den Areae, noch von
den Reifungsbezirken allein ausgegangen, sondern berücksichtigen ganz einfach nur die
unterschiedlichen Rindenbilder. Lage und Ausdehnung der verschieden gebauten Rindenbezirke haben wir auf der Hemisphärenoberfläche dargestellt, ohne uns darum

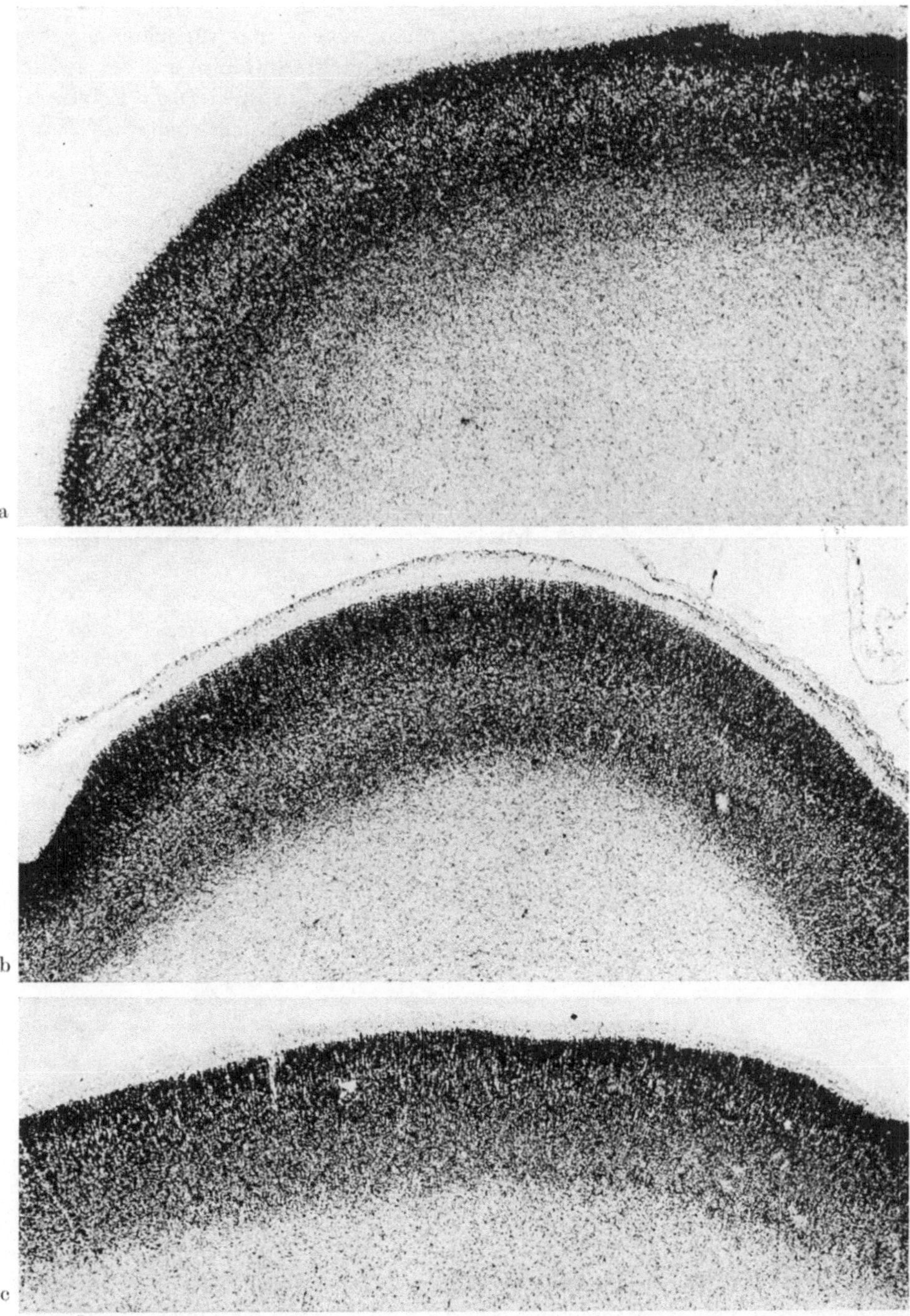

Abb. 24. Cortex vom Temporallappen eines Feten von 154 mm Sch.-St.-Länge (Nissl-Färbung, Vergrößerung 34fach). a Inneres periinsuläres Segment, sechsschichtige Rinde; b äußeres periinsuläres Segment, Rinde mit aufgelockertem Mittelstreifen; c basale Rinde des Temporallappens, noch ungeschichtet (basaler Neocortex i. S. v. Spatz)

zu kümmern, ob es sich dabei um Rindenfelder oder um Entwicklungsstadien der
Rinde handelt. Auf den Vorzug dieser Darstellungsweise werden wir später eingehen.

Auf der Hirnkarte des Feten von 154 mm Scheitel-Steiß-Länge aus der zweiten
Hälfte des fünften Monats, die auf Abb. 26 wiedergegeben ist, liegt die Präzentralregion, verglichen mit den Verhältnissen im fertigen Gehirn, ungewöhnlich weit oral

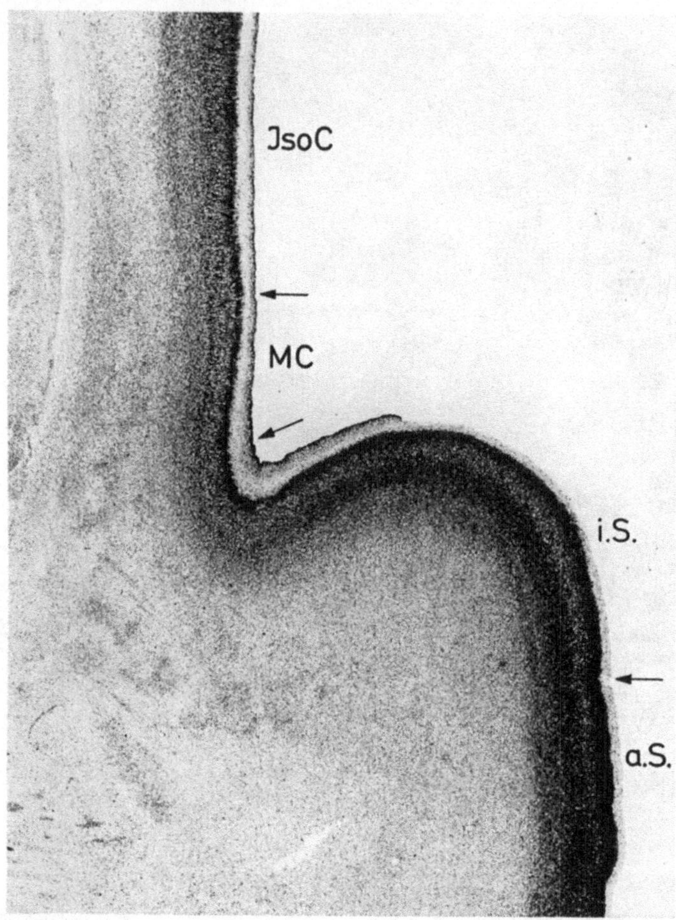

Abb. 25. Die Inselregion bei einem Feten von 154 mm Sch.-St.-Länge (Nissl-Färbung, Vergrößerung 15fach). *a. S.* äußeres periinsuläres Segment, *i. S.* inneres periinsuläres Segment mit
sechsschichtiger Rinde, *IsoC* isocorticales, schwach granuläres Inselfeld, *MC* Mesocortex. Die
Inselrinde ist in ihrer Differenzierung weiter fortgeschritten als die dunkle, zelldichte
Temporalrinde

und hat ungefähr die Form eines Dreiecks, dessen Spitze sich auf die Insel zu richtet
und dessen Basis von der Mantelkante gebildet wird. Obwohl die Rinde innerhalb der
Region Variationen aufweist, indem sie an der „Zentralgrenze" keinerlei Schichtung
erkennen läßt, während im Bereich des rostralen Ausläufers und ventral über der
Insel eine Laminierung angedeutet ist, unterscheidet sich das Areal als Ganzes deutlich
von den umgebenden Rindenpartien. Der große frontopolare Bezirk läßt sich mit

Ausnahme des „basalen Neocortex", der noch keine Schichtung zeigt, nicht weiter
untergliedern. Die Postzentralregion, die in einen unlaminierten und einen laminierten Teil zerfällt, zieht sich als breiter Streifen von der Mantelkante bis zur Inselregion. Caudal von ihr dehnt sich die Parietalregion aus, deren Abgrenzung gegen

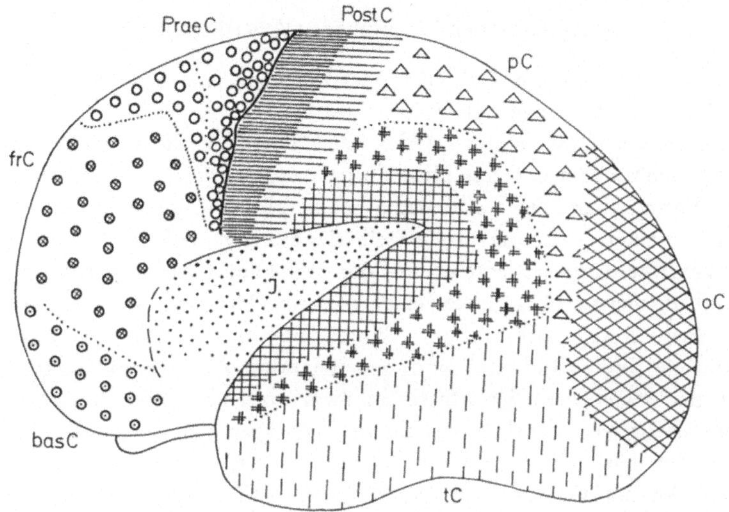

Abb. 26. Hirnkarte eines Feten von 154 mm Sch.-St.-Länge (Vergrößerung 2fach). Kreise:
Präzentralregion; schraffiert: Postzentralregion; kariert: inneres periinsuläres Segment; Doppelkreuz: äußeres periinsuläres Segment. *basC* basaler Cortex, *frC* frontaler Cortex, *I* Insel,
oC occipitaler Cortex, *Postc* Postzentralregion, *Praec* Praecentralregion, *PC* parietaler Cortex,
tC temporaler Cortex

die Occipitalrinde wegen der geringen Strukturunterschiede schwierig ist. Auch im
Occipitallappen kann man keine weitere Untergliederung in die Felder 17, 18 und 19
vornehmen. Die Bezirke mit einer weiter fortgeschrittenen Rindendifferenzierung
liegen bogenförmig um die Insel herum und lassen ein inneres, direkt an die Insel
angrenzendes Segment mit einer primitiven Sechsschichtung und ein äußeres mit einer
breiten, in zwei dunkle Streifen zerfallenden Rinde unterscheiden. Die untere Hälfte
des Temporallappens wird wie die Basis des Frontallappens von einer noch ungeschichteten Rinde eingenommen (dem basalen Neocortex i. S. von SPATZ). Die Anteile
des Palaeocortex und des Archicortex sind durch die starke Entfaltung des Neocortex
nach medial abgedrängt oder überlagert worden, so daß sie nicht mehr an der lateralen Fläche der Hemisphäre erscheinen.

Der sechste Monat

Im sechsten Monat geht in der gesamten Ventrikelwand die Migrationsphase ihrem Ende
entgegen. In der Zone des Striatums und der Insel ist der Matrixaufbruch weiter vorangeschritten, so daß sich beide deutlicher als im fünften Monat von den benachbarten Wandabschnitten abheben. Während im Neopallium die Migration noch anhält, hat in der Matrix
des Calcar avis der Aufbruch begonnen. Die Matrix der Area striata weicht damit völlig vom
Entwicklungsgang der übrigen neopallialen Matrix ab und zeigt jetzt in ihrem Bau eine ähnliche Struktur wie die archipalliale Matrix. An der Oberfläche der Hemisphäre hat sich der

Sulcus centralis als flache Einsenkung gebildet und trennt die Präzentralregion, in der die Betzschen Riesenzellen nunmehr eine Abgrenzung der Area 4 und 6 erlauben, von der Postzentralregion, in der die Area 1 und 3 auszumachen sind. Mit Ausnahme des Operculum frontale besitzen die periinsulären Segmente eine Sechsschichtung. Ungeschichtet ist lediglich noch der basale Neocortex des Frontal- und Temporallappens.

Innenfläche der Hemisphäre (Ventrikelwand)

Der *Seitenventrikel* ist im sechsten Monat durch die zunehmende Verdickung des Palliums allseitig weiter eingeengt worden und hat im Vergleich zum fünften Monat jetzt eine grazile Form angenommen (Abb. 47 e). Die wesentlichsten Formänderungen betreffen die Cella media und das Hinterhorn, das jetzt spitz zuläuft und sich seiner endgültigen Form nähert. Die Cella media hat an Höhe verloren und bildet nun, wie im fertigen Ventrikelsystem, die engste Stelle des Seitenventrikels.

In der *Ventrikelwand* ist jetzt überall der Höhepunkt der Migrationsphase überschritten und die meisten Abschnitte zeigen deutliche Merkmale des beginnenden oder fortgeschrittenen Matrixaufbrauches. Abb. 27 a gibt die Wandverhältnisse des palaeocorticalen (linke Bildseite) und des striatalen Abschnittes (rechte Bildseite) wieder. An der palaeocorticalen Matrix ist zwar noch keine Verschmälerung festzustellen, aber sie ist jetzt deutlich von ihrem Keimlager abgesetzt, wobei die Grenze durch einen schmalen, zellarmen Streifen zwischen Matrix und Keimlager besonders betont wird. An der Grenze zum Striatum liegt ein kurzer Abschnitt mit einem unregelmäßigen, unterbrochenen Matrixbelag (Abb. 27 a, zwischen beiden Pfeilen), an den sich die schmale, einreihige Zellschicht anschließt, die jetzt eine geschlossene Lage bildet und als ein dünner dunkler Streifen erscheint. In beiden Wandbezirken hat also der Matrixaufbrauch eingesetzt. Außer der verschiedenen Matrixstruktur erkennt man auf dem Bilde auch die unterschiedliche Beschaffenheit der beiden Keimlager recht gut, obwohl die Differenz hier im Grenzgebiet nicht so deutlich wie im übrigen Bereich der beiden Wandabschnitte ist. Das palaeocorticale Keimlager ist wesentlich zellreicher; die Zellelemente liegen in dichten Haufen beieinander und es entsteht besonders durch die zellfreien Höfe um die Blutgefäße ein unruhiges, fleckiges Gewebsbild. Das Keimlager des Striatums dagegen weist einen etwas geringeren Zellreichtum auf und ist gleichmäßig gebaut.

Die Inselmatrix, die sich an den Striatumabschnitt anschließt, hebt sich jetzt als ein deutlicher, ziemlich breiter dunkler Streifen vom Keimlager ab (Abb. 27 b, rechte Bildseite). Sie besitzt eine scharfe Grenze gegen die Matrix des Neopalliums (linke Bildseite), die verwaschener und breiter erscheint und sich durch ihre Zelldichte nur mäßig vom Keimlager abhebt. Das Wiedererscheinen der neopallialen Matrix, die während des fünften Monats kaum auszumachen war, deutet darauf hin, daß auch im Bereich des Neopalliums der Höhepunkt der Zellmigration überschritten ist. Das ist freilich nicht im ganzen neopallialen Bezirk der Fall, denn in weiten Bereichen fehlt noch die Kontur der Matrix und nur an den Rändern, insbesondere in der Übergangszone zum Archipallium, wird sie deutlicher. Eine eigene Entwicklung, die sich ganz und gar von dem Verhalten der übrigen neopallialen Matrix unterscheidet, macht die Matrix der Area striata durch, die den Calcar avis bedeckt (Abb. 27 c). In ihrem ganzen Bereich hat bereits der Matrixaufbrauch eingesetzt und die Wand ist von einer einreihigen, unregelmäßig angeordneten Lage dunkler Zellen bedeckt, an die sich ein mittelbreiter mäßig zellreicher Streifen anschließt. Seine scharfe Grenze gegen das

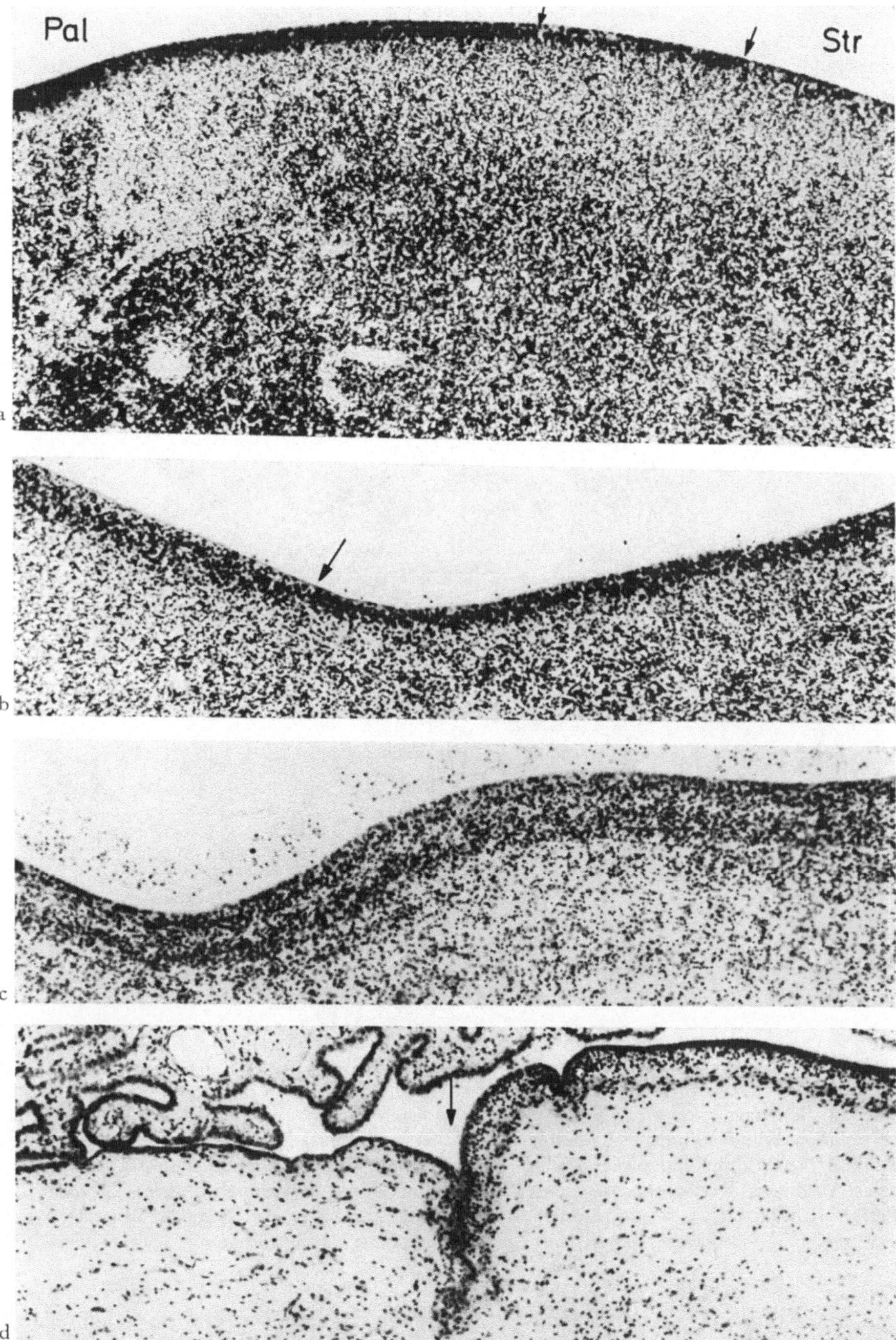

Abb. 27. Ventrikelwand eines Feten aus dem sechsten Monat (Nissl-Färbung, Vergrößerung 100fach). a Grenze zwischen palaeocorticalem Abschnitt (linke Bildseite) und Striatumabschnitt (rechte Bildseite), die palaeocorticale Matrix ist unverändert breit, während im Striatumabschnitt der Aufbau der Matrix begonnen hat. b Grenze zwischen Neopallium (linke Bildseite) und Inselabschnitt (rechte Bildseite), im neopallialen Wandabschnitt herrscht noch Migration; die Verschmälerung und Konturierung der Inselmatrix zeigt das Nachlassen der Migration an. c Wand des Calcar avis. d Wand des Hippocampus (rechte Bildseite) und des Fornix (linke Bildseite)

Marklager ist durch eine stärkere Zelldichte markiert, so daß eine regelrechte Schichtung der Ventrikelwand resultiert, die wahrscheinlich durch parallele, in nächster Nähe des Ventrikels verlaufende Fasern hervorgerufen wird.

Ein ähnliches Bild, wenn auch nicht so ausgeprägt, bietet die Wand des Ammonshornes (Abb. 27 d, rechte Bildseite). Hier hat sich bereits eine dichte, regelmäßig gebaute Zellschicht gebildet, die als embryonales Ependym anzusprechen ist. Unter ihr liegt ebenfalls ein etwas zellreicher Streifen, dessen Grenze zum Marklager durch eine dichtere Lagerung der Zellen betont wird. Eine scharfe Grenze trennt den Wandabschnitt des Ammonhornes von dem des Fornix (linke Bildseite), in dem der Zellstreifen fehlt und das Ependym direkt der weißen Substanz aufliegt.

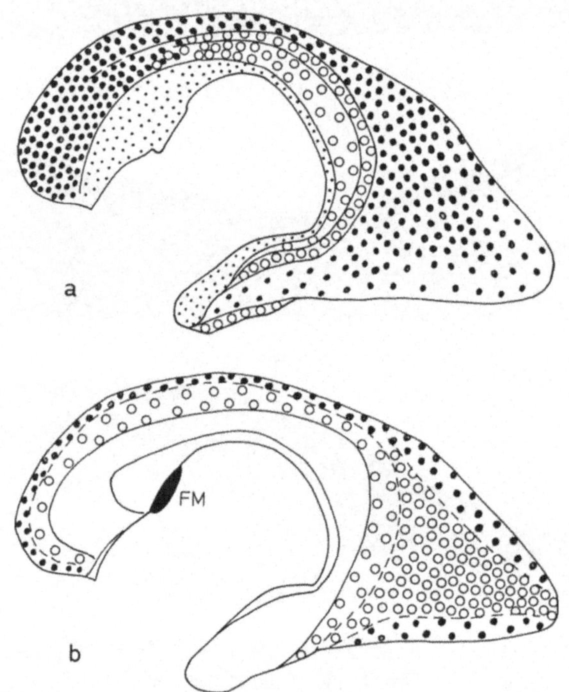

Abb. 28. Seitenventrikel eines Feten aus dem sechsten Monat mit Rekonstruktion der unterschiedlichen Wandabschnitte (Vergrößerung 2fach). a Lateralansicht; b Medianansicht. Große Punkte: Neopallium und oraler Bereich des Striatumabschnittes; kleine Punkte: palaeocorticaler Abschnitt; Kreise: Inselsegment, caudale Partie des Striatumabschnittes, Segment des Periarchicortex, Calcar avis (beginnender und fortgeschrittener Aufbruch der Matrix); weiß: Archipallium (vollständiger Matrixaufbrauch)

Die *Rekonstruktion der Matrixverhältnisse* an der lateralen und medialen Ventrikelfläche ergibt die üblichen halbkreisförmigen Segmente (Abb. 28). Gegenüber der topographischen Gliederung im fünften Monat lassen sich keine wesentlichen Veränderungen feststellen. Die Wandbezirke haben sich lediglich der veränderten Form des Seitenventrikels entsprechend verschmälert. Eine erhebliche Verschmälerung zeigen vor allem der palaeocorticale Abschnitt in seinem Mittelteil und der Inselabschnitt, der jetzt auch etwas weiter in das Unterhorn hineinreicht.

Oberfläche der Hemisphäre

Die Supprimierung der Insel ist im sechsten Monat weiter fortgeschritten. In ihrem caudalen Teil haben sich die parietalen und temporalen Wülste zur Fissura Sylvii zusammengelegt. Auch der Sulcus centralis ist als eine flache, längliche Einsenkung zu erkennen und die Lage der Prä- und Postzentralregion nunmehr schon makroskopisch markiert.

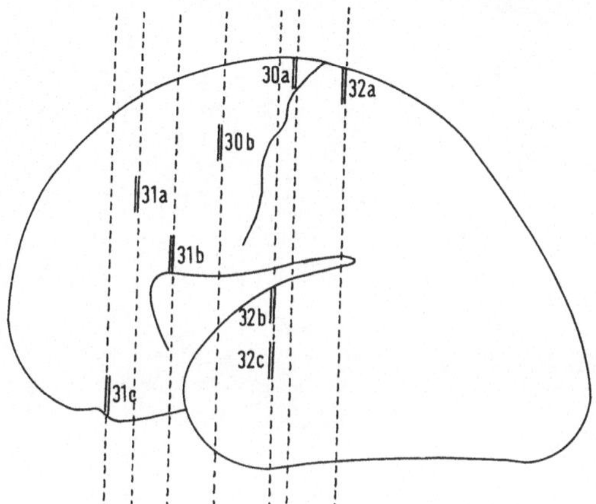

Abb. 29. Lage der Schnitte auf Abb. 30 bis 32

In der Präzentralregion läßt sich jetzt ohne Schwierigkeit eine Untergliederung in die Area 4 und Area 6 vornehmen. Die Rinde der Area 4 (Abb. 30 a) zeichnet sich durch ihre große Breite und ihren lockeren Bau vor der Rinde aller übrigen Felder aus. Ihre Lamina granularis externa, die im fünften Monat noch eine geschlossene, dichte Zellschicht bildete, ist stark reduziert, hat ein fleckiges Aussehen und geht mit unregelmäßigen Ausläufern in die Lamina pyramidalis über, die ungewöhnlich breit ist und eine angedeutete grob radiäre Struktur besitzt. Eine innere Körnerschicht ist nicht zu erkennen. Die granulären Elemente sind diffus über die ganze dritte Schicht verteilt. Deutlich ausgeprägt ist die Lamina ganglionaris, in der sich jetzt die Betzschen Riesenzellen ausdifferenzieren und einen schmalen zusammenhängenden Streifen dunkler Elemente bilden. An sie schließt sich eine breite und lockere Lamina multiformis an, die ohne klare Grenze in das Marklager übergeht. Die größere Zelldichte der dritten gegenüber der sechsten Schicht läßt die ganze Rinne zweigeteilt erscheinen, und zwar in einen dunkleren äußeren und einen helleren inneren Streifen, was in manchen Partien, besonders bei geringer Vergrößerung sehr deutlich ausgeprägt ist.

Die Rinde der Area 6 ist schmäler als die der Area 4, erheblich dichter gebaut und besser vom angrenzenden Marklager abgesetzt (Abb. 30 b). Ihre Lamina granularis externa hat sich verschmälert und gelichtet und geht ziemlich fließend in die Lamina pyramidalis über. Diese zeigt eine ausgesprochen radiäre Struktur, die ausgeprägter und feiner ist als in der Area 4 und auch die äußere Körnerschicht einbezieht. In der fünften Schicht hat ebenfalls die Differenzierung der Pyramidenzellen eingesetzt, die jedoch infolge der großen Zelldichte der ganzen Rinde nicht so stark hervortreten wie in der Area 4. Die innere Körnerschicht fehlt auch hier. Es besteht zwar ein gewisser Unterschied in der Zelldichte innerhalb der dritten Schicht — die Partie unter der

äußeren Körnerschicht erscheint heller als die tiefere über den großen Elementen der
fünften Schicht gelegene —, aber diese Verdichtung ist so schwach, daß man auf keinen
Fall von einer selbständigen Lamina granularis interna sprechen kann. Die Lamina

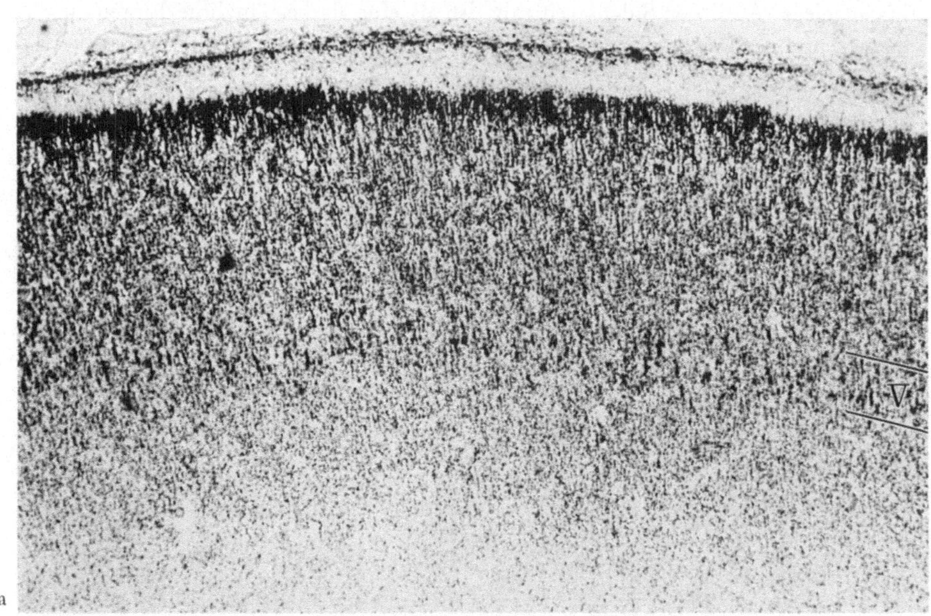

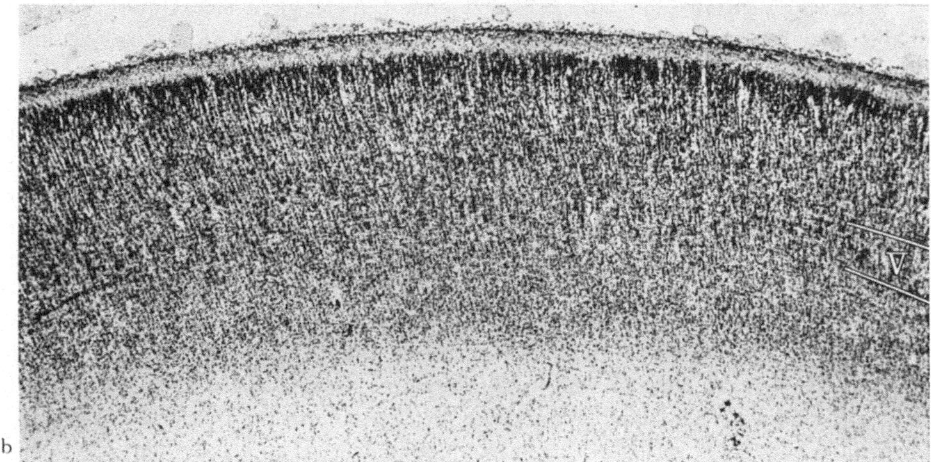

Abb. 30. Cortex eines Feten aus dem sechsten Monat (Nissl-Färbung, Vergrößerung 34fach).
a Area 4, in der fünften Schicht erscheinen erstmals die großen Pyramidenzellen. b Area 6 mit
Pyramidenzellen in der fünften Schicht

multiformis hat nahezu die gleiche Zelldichte, wie die Lamina pyramidalis, so daß die
ganze Rinde ein ziemlich gleichförmiges und fast ungeschichtetes Aussehen gewinnt.

Als Beispiele für den Entwicklungsstand der frontalen Rinde mögen die Area 9,
die Area 44 und der basale Neocortex dienen. Die größere Zelldichte läßt die Rinde
der Area 9 erheblich dunkler erscheinen, als die Rinde der Area 6 (Abb. 31 a). Ihre

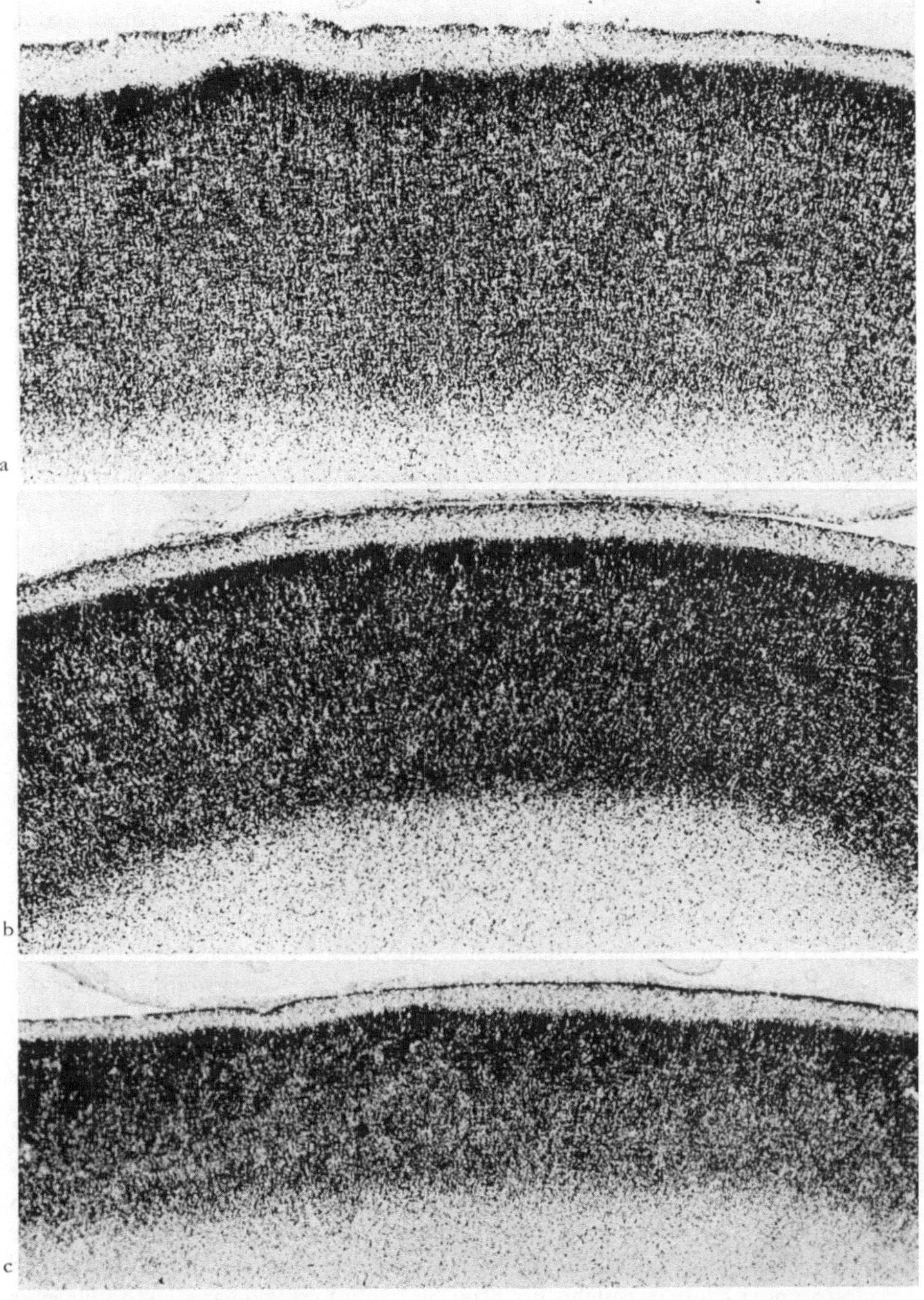

Abb. 31. Cortex vom Frontallappen eines Feten aus dem sechsten Monat (Nissl-Färbung, Vergrößerung 34fach). a Area 9. b Area 44. c Basaler Neocortex; die zunehmende Zelldichte, Verschmälerung und Grenzschärfe der Rinde von der Area 4 bis zum basalen Neocortex zeigt den Ablauf der Rindendifferenzierung an, die in der Area 4 am frühesten und im basalen Neocortex am spätesten einsetzt (Reifungsgefälle)

gut erhaltene Lamina granularis externa geht ohne klare Grenze in das breite, etwas hellere Band der übrigen Rinde über, das noch einen ungegliederten Eindruck macht. Noch dunkler und schmäler ist der Cortex der Area 44 (Abb. 31 b), der so zelldicht ist, daß sich die Lamina granularis externa kaum von der übrigen Rinde abhebt. Sowohl im Cortex der Area 9, als auch im Cortex der Area 44 sind unregelmäßige Verdichtungs- und Aufhellungszonen angedeutet, von einer eindeutigen Schichtung der Rinde kann aber noch nicht die Rede sein. Die Area 44 ist von besonderem Interesse, denn sie bedeckt das frontale Operculum und grenzt an die Inselregion, in deren Umgebung die Entwicklung des sechsschichtigen Rindentyps besonders früh einsetzt. Das trifft nun für den Cortex der Area 44 nicht zu, denn er ist gegenüber der Area 4 in der Entwicklung weit zurück. Es zeigt sich, daß die frühe Reifung der periinsulären Rinde nur caudal vom Sulcus centralis abläuft, während wir oral von ihm gerade umgekehrt die früheste Reifung dorsal finden, in der Area 4, der alle übrigen frontalen Rindenfelder nachfolgen. Der basale Neocortex des Frontallappens schließlich stellt ein ausgesprochen schmales, dunkles Band dar (Abb. 31 c). In ihm beginnt sich eine Aufhellungszone zu bilden, die zwei unscharf begrenzte dunkle Bänder entstehen läßt. Wir haben hier offenbar noch ein frühes Entwicklungsstadium der Rinde vor uns, wie es uns erstmals im vierten Monat begegnete.

Wenn wir den Bau der frontalen Rinde von der Zentralregion in oro-caudaler Richtung verfolgen, so fallen bestimmte, kontinuierlich durchlaufende Veränderungen auf. Von der Area 4 bis zur Basis des Frontallappens wird die Rinde von Feld zu Feld schmäler, zelldichter und schärfer von der Marksubstanz abgesetzt. Es tritt in dieser Richtung ein deutliches Reifungsgefälle auf, das auch darin seinen Ausdruck findet, daß in den Areae 4 und 6 schon Pyramidenzellen nachweisbar sind, während in den übrigen Feldern ausdifferenzierte Nervenzellen noch fehlen und die Beschaffenheit des basalen Neocortex sogar noch an die Rindenplatte erinnert. Gleichzeitig treten damit aber auch typische areale Eigentümlichkeiten zutage, denn auch am reifen Gehirn nimmt die Rinde frontalwärts zunehmend an Breite ab und gewinnt eine immer deutlichere Grenze gegen die weiße Substanz. Diesen Strukturwandel konnte SANIDES (1962) als stufenweise erfolgende Veränderungen im Sinne des Gradationsprinzips von O. VOGT nachweisen.

Jenseits der Zentralfurche schließt sich an die Area 4 eine schmale Rinde an, die eine deutliche Schichtung besitzt (Abb. 32 a). Die äußere Körnerschicht ist schmäler und zellärmer als in den caudal anschließenden Rindenbezirken. Ihre Zellhaufen ziehen in dünnen Strähnen in die dritte Schicht hinein, die als schmale helle Zone deutlich hervortritt. Sie besitzt einen grob radiären Bau, der durch die Zellsträhnen der äußeren Körnerschicht noch besonders betont wird. Es entsteht so das Bild der „Regenschauerformation" nach ECONOMO und KOSKINAS. Darunter liegt eine sehr breite innere Körnerschicht, die einen lockeren wolkigen Bau hat und ziemlich fließend in eine zellärmere Schicht, die Lamina multiformis übergeht. Eine fünfte Schicht läßt sich an diesem Rindenabschnitt nicht sicher nachweisen. Der Bau dieser Rinde ist so typisch, daß kein Zweifel bezüglich ihrer Identifizierung als Koniocortex im Sinne von ECONOMO und KOSKINAS besteht, bei dem die Lamina ganglionaris nur rudimentär ausgebildet ist und die innere Körnerschicht ihre stärkste Ausbildung erfährt.

Der Koniocortex geht über in die Area 1, die jetzt einen gut ausgeprägten sechsschichtigen Bau aufweist. Auch die anderen Bezirke der Parietal- und Temporalregion zeigen eine mehr oder weniger deutliche Sechsschichtung, die im Umkreis der Insel am

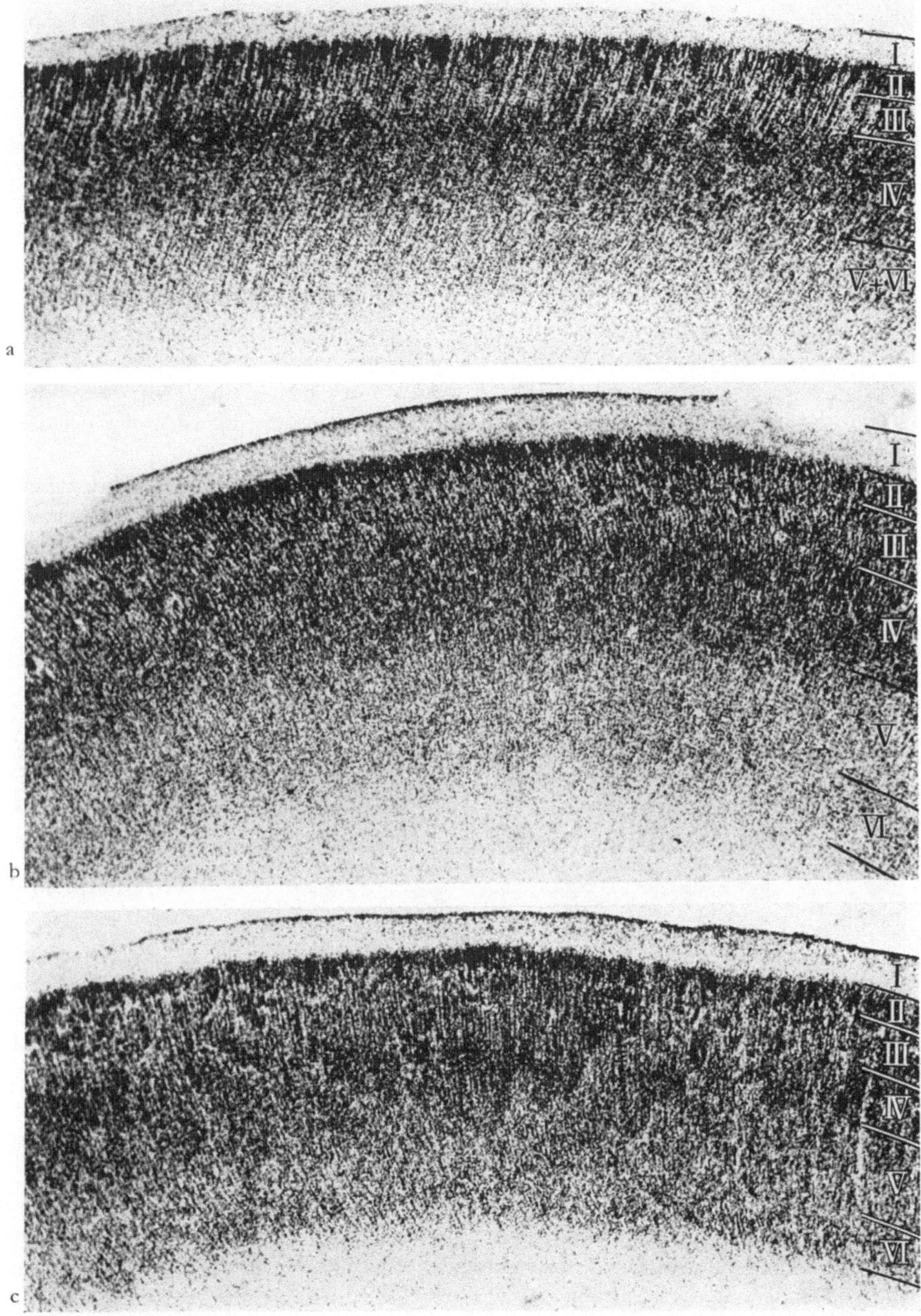

Abb. 32. Cortex eines Feten aus dem sechsten Monat (Nissl-Färbung, Vergrößerung 34fach).
a Area 3. b Inneres periinsuläres Segment des Temporallappens. c Äußeres periinsuläres
Segment des Temporallappens

weitesten fortgeschritten ist. Im inneren Segment liegt eine breite, locker gebaute Rinde, die sich durch eine deutliche und gleichmäßige radiäre Struktur auszeichnet (Abb. 32 b). Ein Vergleich mit Abbildung 24 a zeigt den Unterschied zwischen fünftem und sechstem Monat. Die äußere Körnerschicht ist wesentlich schmäler und zellärmer geworden und geht in eine breite Aufhellungszone, die Lamina pyramidalis über, an die sich eine ebenfalls breite und radiär gebaute innere Körnerschicht anschließt. Die fünfte Schicht ist auffallend hell und wird von einer lockeren Lamina multiformis begrenzt. Die Rinde des äußeren Segmentes ist in der Entwicklung etwas zurück. Sie besitzt eine größere Zelldichte und ist besser vom Marklager abgesetzt (Abb. 32 c), wobei die dritte und fünfte Schicht als Aufhellungszonen noch nicht besonders deutlich hervortreten und die innere Körnerschicht sehr unregelmäßig gebaut ist. Trotzdem ist der sechsschichtige Bau der Rinde unverkennbar und auch eine allgemeine radiäre Anordnung der Zellelemente ist bereits vorhanden, wenn auch noch nicht so klar ausgeprägt wie im inneren Segment. Der Fortschritt der Entwicklung wird bei einem Vergleich mit Abb. 24 b deutlich, die den gleichen Bezirk im fünften Monat wiedergibt.

Die Rinde der Occipitalregion zeichnet sich durch eine noch sehr zelldichte äußere Körnerschicht aus, gegenüber der die dritte Schicht als Aufhellungszone kaum hervortritt, so daß eine gewisse Zweiteilung der Rinde in einen dunklen äußeren und einen hellen inneren Streifen resultiert. Im Bereiche der Fissura calcarina ist allerdings die Differenzierung schon weiter vorangeschritten und hat zur Verdoppelung der Lamina granularis interna geführt, die sich gut gegen die dritte Schicht abhebt (Abb. 33).

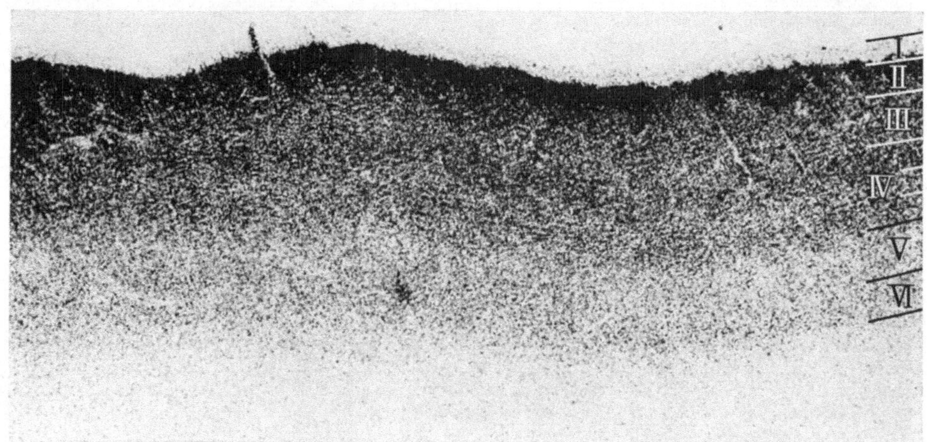

Abb. 33. Cortex eines Feten aus dem sechsten Monat, Area 17 (Nissl-Färbung, Vergrößerung 34fach). Man erkennt die Verdoppelung der Lamina IV

Die *Hirnkarte des sechsten Monats* (Abb. 34) zeigt einige wesentliche topographische Veränderungen. Die Präzentralregion liegt nicht mehr so weit oral wie im fünften Monat, sondern hat eine der späteren Zentralregion durchaus entsprechende Lage inne. Die Area 4, die sich durch das Auftreten der Betzschen Riesenzellen nunmehr von der Area 6 gut unterscheiden läßt, ist im Bereich der Mantelkante am breitesten und zieht als schmaler Streifen bis in die Nähe der Inselregion, die sie jedoch nicht ganz erreicht. Die Area 6 ist erheblich breiter und erstreckt sich ventral unmittelbar bis zur Inselregion, indem sie sich von der Mantelkante, wo sie am breitesten ist, inselwärts allmählich verjüngt. Die Area 8, die sich durch ihre größere Zelldichte und durch eine angedeutete innere Körnerschicht von der Area 6 abgrenzen läßt, bildet ein breites Band, das von der Mantelkante bis zum frontalen Operculum reicht. Die Area 9 läßt sich ebenfalls identifizieren. Mit Sicherheit können wir jedoch nur ihre caudale Grenze gegen die Area 8 bestimmen, denn im frontalen Teil lassen sich infolge der zunehmend schrägen Anschnitte die Grenzen nicht mehr sicher ziehen. Wir sind infolgedessen nicht in der Lage, die Felder 10 und 46 nachzuweisen und auch die Area 45 läßt sich nur gegen die Inselregion und gegen die Area 44 abgrenzen, von der sie sich durch die geringere Rindenbreite unterscheidet. Die schmale Rinde des basalen Neocortex läßt noch keine arealen Grenzen oder Merkmale erkennen, so daß wir die Area 47 und die Area 11 nicht voneinander trennen können.

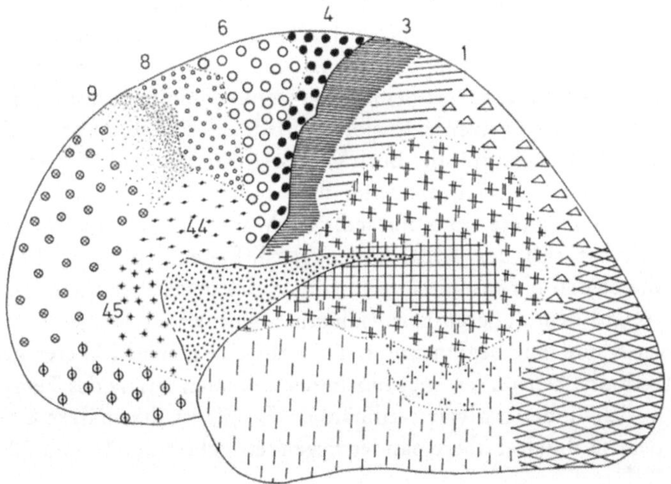

Abb. 34. Hirnkarte eines Feten aus dem sechsten Monat (normale Größe). Die bleibenden Felder sind in Anlehnung an BRODMANN bezeichnet; das innere periinsuläre Segment ist kariert, das äußere durch Doppelkreuze gekennzeichnet

Während die präzentralen Felder bei einer Gegenüberstellung der Hirnkarten aus dem fünften und dem sechsten Monat ohne weiteres miteinander verglichen werden können, ist die Identifizierung der postzentralen Felder nicht so sicher. Im fünften Monat lag caudal von der Präzentralregion ein breiter Streifen einer schmalen, ungeschichteten Rinde, an die sich der früh laminierte postzentrale Bezirk anschloß (Abb. 23 c). Auch im sechsten Monat grenzen agranuläre Rinde und Koniocortex nicht direkt aneinander, sondern es liegt ein kurzer Rindenabschnitt dazwischen, der in der fünften Schicht noch Riesenpyramiden enthält, gleichzeitig aber bereits eine breite innere Körnerschicht besitzt. Es handelt sich um einen von BRODMANN als Übergangsbezirk angesehenen und von ECONOMO und KOSKINAS als P a bezeichneten Rindenstreifen. Dieser Abschnitt wird jetzt schon von der noch flachen Zentralfurche in die Tiefe abgedrängt. Wir halten die früh geschichtete postzentrale Rinde des fünften Monats (Abb. 23 c) für den eigentlichen Koniocortex und die oral davon liegende ungeschichtete Rinde für die Area P a nach ECONOMO u. KOSKINAS. Beide Formationen fassen wir als Area 3 (3 a und 3 b) zusammen (siehe auch Abb. 37). Ein Vergleich der beiden Hirnkarten des fünften und sechsten Monats zeigt, daß die Area 3 wesentlich schmäler geworden ist und daß sich caudal von ihr jetzt die Area 1 abgrenzen läßt. Sie bildet ein ähnlich breites Band wie die Area 3, von der sie sich gut abhebt. Die caudale Grenze der Area 1 ist dagegen schwer auszumachen und die Area 2 läßt sich überhaupt nicht eindeutig bestimmen. Auf diese Schwierigkeiten haben schon ECONOMO u. KOSKINAS hingewiesen und den selbständigen Charakter der Area 2 überhaupt bezweifelt.

Die früh differenzierten Segmente, die um die Insel herumliegen, haben sich erheblich verschoben. Im Parietalbereich finden wir vom inneren Segment nur noch einen schmalen Streifen, da es weitgehend auf die Innenfläche des parietalen Operculums abgedrängt worden ist. Caudal, im Grenzbezirk zwischen dem Parietal- und Temporallappen, ist es noch relativ ausgedehnt und setzt sich auf die Dorsalfläche des Temporallappens fort, reicht allerdings hier nicht mehr, wie im fünften Monat, bis in Polnähe, sondern nimmt nur die caudale Hälfte ein. Dem inneren Segment entsprechen parietal die Area 43 und temporal die Areae 41 und 42. Das äußere Segment hat vor allem im Parietallappen an Ausdehnung gewonnen und engt nicht nur die künftige Area 7, sondern auch die Postzentralregion deutlich ein. Es repräsentiert die künftigen Felder 39 und 40. Der occipitale Bezirk, dessen Grenze zur Parietalregion recht undeutlich ist, erscheint als Ganzes weiter nach basal verlagert und läßt sich an der Konvexität der Hemisphäre auch im sechsten Monat noch nicht untergliedern. Im Temporallappen hat sich das Areal der ungeschichteten Rinde im Polbereich ausgedehnt und die beiden periinsulären Segmente nach dorsal abgedrängt. Zwischen diesem Rindentyp und dem äußeren periinsulären Segment läßt sich jetzt ein Gebiet abgrenzen, dessen Rinde eine beginnende Laminierung zeigt und lockerer gebaut ist, als im basalen Abschnitt. Es ist allerdings nur in der caudalen Partie des Temporallappens deutlich und verschwindet oralwärts allmählich. Damit ist die spätere Gliederung des Temporallappens in die drei übereinander liegenden Felder 20, 21 und 22 angedeutet.

Der siebente Monat

Im siebenten Monat hat in allen Partien der Ventrikelwand die Migration soweit nachgelassen, daß die Strukturunterschiede der verschiedenen Matrixbezirke und damit auch ihre Grenzen deutlich hervortreten. Die Migrationsphase herrscht nur noch im dorsalen und lateralen Wandbereich des Neopalliums; in allen übrigen Wandabschnitten findet man verschiedene Stadien des Matrixaufbruches. In der Hirnrinde, die agranulären Felder ausgenommen, tritt jetzt die Sechsschichtung klar hervor. Die radiäre Anordnung der Zellen, die in den meisten Rindenfeldern vorherrscht, verleiht dem Cortex ein relativ einheitliches Aussehen.

Innenfläche der Hemisphäre (Ventrikelwand)

Die Form des *Seitenventrikels* (Abb. 37) im siebenten Monat hat sich gegenüber der im sechsten Monat nicht geändert. Bei einem Vergleich der beiden Seitenventrikel muß man berücksichtigen, daß der Ventrikel des sechsten Monats eine Rekonstruktion aufgrund einer paraffineingebetteten Schnittserie ist, während der Ventrikel des siebenten Monats nach einem Ausguß eines fetalen Gehirns gezeichnet wurde. Gegenüber dem fertigen Seitenventrikel wirkt im siebenten Monat das Hinterhorn noch weit und plump.

In der *Ventrikelwand* ist die Proliferation und Migration weiter zurückgegangen und die ventrikelnahen Gebiete, die in den früheren Monaten dicht mit Zellelementen vollgepackt waren, sind zellärmer geworden. Die Grenzen zwischen den einzelnen Wandabschnitten werden infolgedessen nicht mehr von den auswandernden Zellmassen überdeckt und treten während des siebenten Monats klar zutage. Die palaeocorticale Matrix ist deutlich verschmälert (Abb. 35 a) und etwas unregelmäßiger gebaut als in den früheren Stadien. Auch hier beginnt jetzt der Umbau zu embryonalem

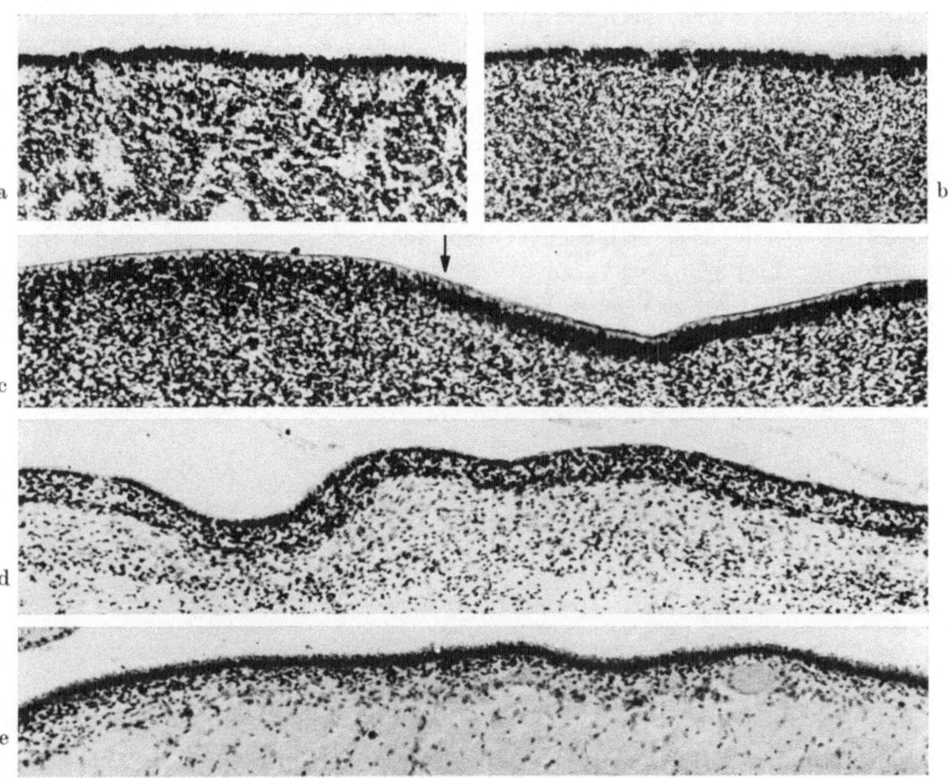

Abb. 35. Ventrikelwand eines Feten aus dem siebenten Monat (Nissl-Färbung, Vergrößerung 100fach). a Palaeocorticaler Abschnitt. b Striatumabschnitt. c Grenze des Neopalliums (linke Bildseite) zum Inselabschnitt (rechte Bildseite), im neopallialen Abschnitt herrscht noch Migration, die Inselmatrix dagegen ist aufgebraucht. d Wand des Calcar avis. e Wand des Hippocampus (Archipallium)

Ependym. Im Bereich des Striatums hat sich aus der dünnen Zellschicht, die schon im fünften Monat auftrat, eine dichte Lage von embryonalem Ependym entwickelt (Abb. 35 b). Es wird von senkrecht stehenden Spongioblasten gebildet und ist wie der Belag des palaeocorticalen Wandabschnittes etwas unregelmäßig gebaut. Mit der Verschmälerung der Wandschicht im palaeocorticalen und einer leichten Verbreiterung derselben im striatalen Bereich kommt es zu einer Angleichung beider Bezirke. Am Gehirn eines Neugeborenen kann man kaum noch Differenzen zwischen beiden feststellen. Die unterschiedliche Beschaffenheit der beiden Keimlager ist jedoch, wie die Abbildung zeigt, auch im siebenten Monat noch unverändert.

Abb. 35 c ist ein schönes Beispiel für die unterschiedliche Beschaffenheit der Ventrikelwand im siebenten Monat. Es handelt sich um den Übergang der neopallialen Wandregion (linke Bildseite) zum Wandabschnitt der Insel (rechte Bildseite), in dem sich jetzt wie in den Ganglienhügeln eine festgefügte und scharf vom Keimlager abgesetzte Schicht von Ependymzellen gebildet hat. Diese Schicht bricht plötzlich ab und es schließt sich ein Abschnitt ohne Wandbelag an, in dem das Keimlager direkt an den Ventrikel grenzt. Bei stärkerer Vergrößerung erkennt man als Wandbekleidung lediglich die Membrana gliae limitans interna und findet nur in größeren Abständen vereinzelte Spongioblasten, von denen offenbar später die Bildung des Ependyms ausgeht. Die erhöhte Zelldichte in Ventrikelnähe zeigt an, daß hier immer noch die Migrationsphase herrscht.

Im Bereiche des Calcar avis hat sich die lockere Zellschicht des sechsten Monats zu einer geschlossenen Lage von embryonalem Ependym verdichtet (Abb. 35 d). Die darunter liegende zellreiche Zone ist schmäler geworden, hat aber im Vergleich zum sechsten Monat ihre Zelldichte nicht verloren. Der Wandbelag des Ammonshornes ist unverändert (Abb. 35 e) und beide, Calcar avis und Ammonshorn, werden von embryonalem Ependym bedeckt, an das ein schmaler zellreicher Gewebsstreifen anschließt. Daß diese beiden Bezirke, von denen der eine zum Archipallium gehört und der andere zum Neopallium gerechnet wird, ein ziemlich gleiches Verhalten der Matrix zeigen, ist ein sehr ungewöhnlicher Befund, auf den wir später noch zurückkommen müssen.

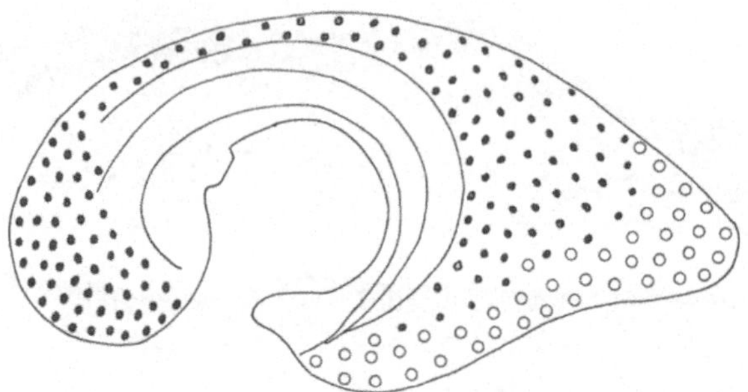

Abb. 36. Seitenventrikel eines Feten aus dem siebenten Monat, Lateralansicht (nach einem Ventrikelausguß, Vergrößerung 2,5fach). Punkte: Gebiet, in dem noch Migration herrscht; Kreise: Gebiet mit fortgeschrittenem Matrixaufbruch; weiß: vollständiger Matrixaufbruch, resp. embryonales Ependym

Die laterale Ansicht des Seitenventrikels, auf der die unterschiedlichen Wandbezirke rekonstruiert sind (Abb. 36), zeigt die zunehmende Ausbreitung des Matrixaufbruches. Er ist zwar im Wandbereich des Palaeocortex, des Striatums und des Inselsegmentes nahezu vollendet, läßt aber doch noch eine gewisse oro-caudale Reifungsdifferenz innerhalb der Zonen erkennen. Der Aufbruch ist in den oralen Partien des Inselsegmentes noch nicht so weit vorangeschritten wie in den caudalen Partien. Noch ausgeprägter ist der Unterschied im Striatumabschnitt, in dem caudal bereits die Ependymbildung beginnt, während oral noch eine Zellmigration zu finden ist, vorwiegend im Wandbereich des Caudatumkopfes. Die neopalliale Matrix des Vorderhornes zeigt die stärkste Migration, während im Hinterhorn die Migration nur noch in der lateralen Ventrikelwand zu erkennen ist. Auch hier ist die Zelldichte des

periventrikulären Gewebes deutlich zurückgegangen, was für ein Nachlassen der Zellproliferation spricht. Die mediale Ventrikelwand, deren Aufbau ganz den topographischen Verhältnissen im sechsten Monat gleicht, wird jetzt zum größten Teil von
embryonalem Ependym bekleidet, so daß sich eine Wiedergabe erübrigt.

Außenfläche der Hemisphäre

Als Beispiel für die Rindenentwicklung im siebenten Monat bringen wir den
Sulcus centralis (Abb. 37), der jetzt zu einer tiefen Furche mit steilen Wänden geworden ist. Auf der linken Bildseite liegt die Präzentralregion und auf der rechten die

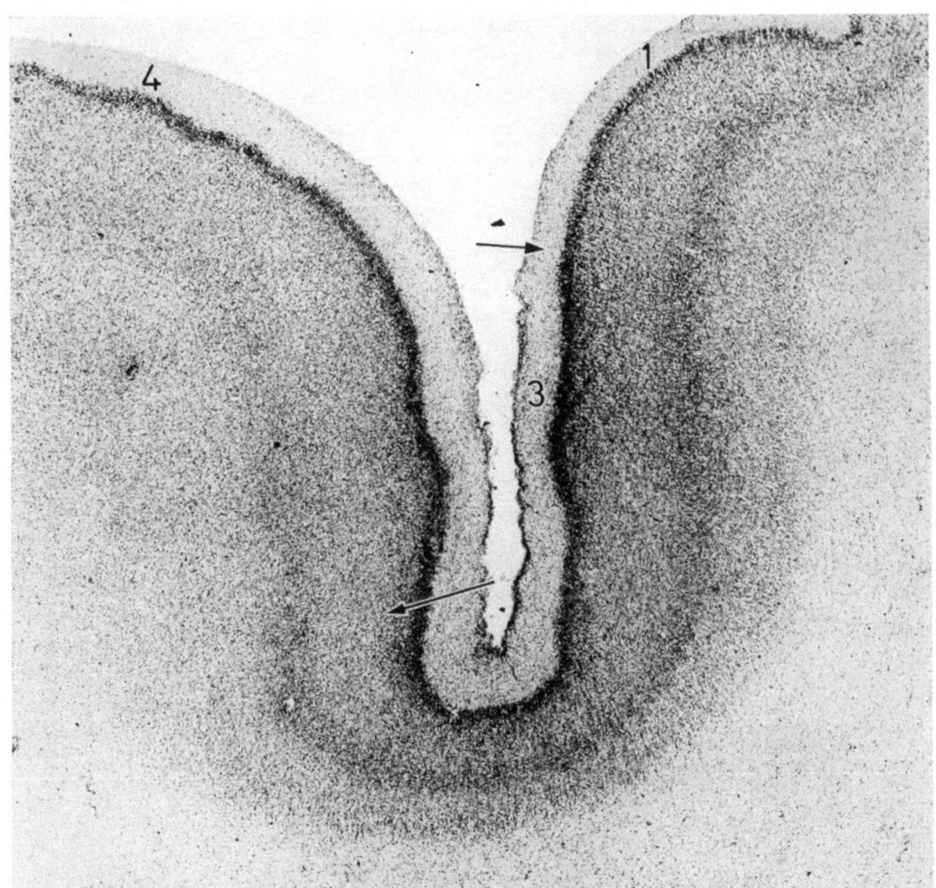

Abb. 37. Zentralregion bei einem Feten aus dem siebenten Monat (Nissl-Färbung, Vergrößerung 24fach), Area 4 linke Bildseite, Area 3 rechte Bildseite. Die Area 3 bedeckt nicht nur
die Hinterwand der Zentralfurche, sondern auch ihren Boden und den unteren Teil der
Vorderwand

Postzentralregion. Die Area 3, die sich am Boden des Furchentales hochgradig ver-
schmälert, steigt an der Wand der vorderen Zentralwindung noch ein Stück empor.
Ihre innere Körnerschicht bricht nicht plötzlich ab, sondern löst sich allmählich auf.
Auch die ausgeprägte äußere Körnerschicht, die hier nicht als Zeichen der Unreife,

sondern als Merkmal des Koniocortex zu werten ist, bedeckt noch die Rückwand der
vorderen Zentralwindung. Erst an der Windungsoberfläche, wo der Rindentyp der
Area 4 mit seiner großen Breite und dem fließenden Übergang ins Mark rein aus-

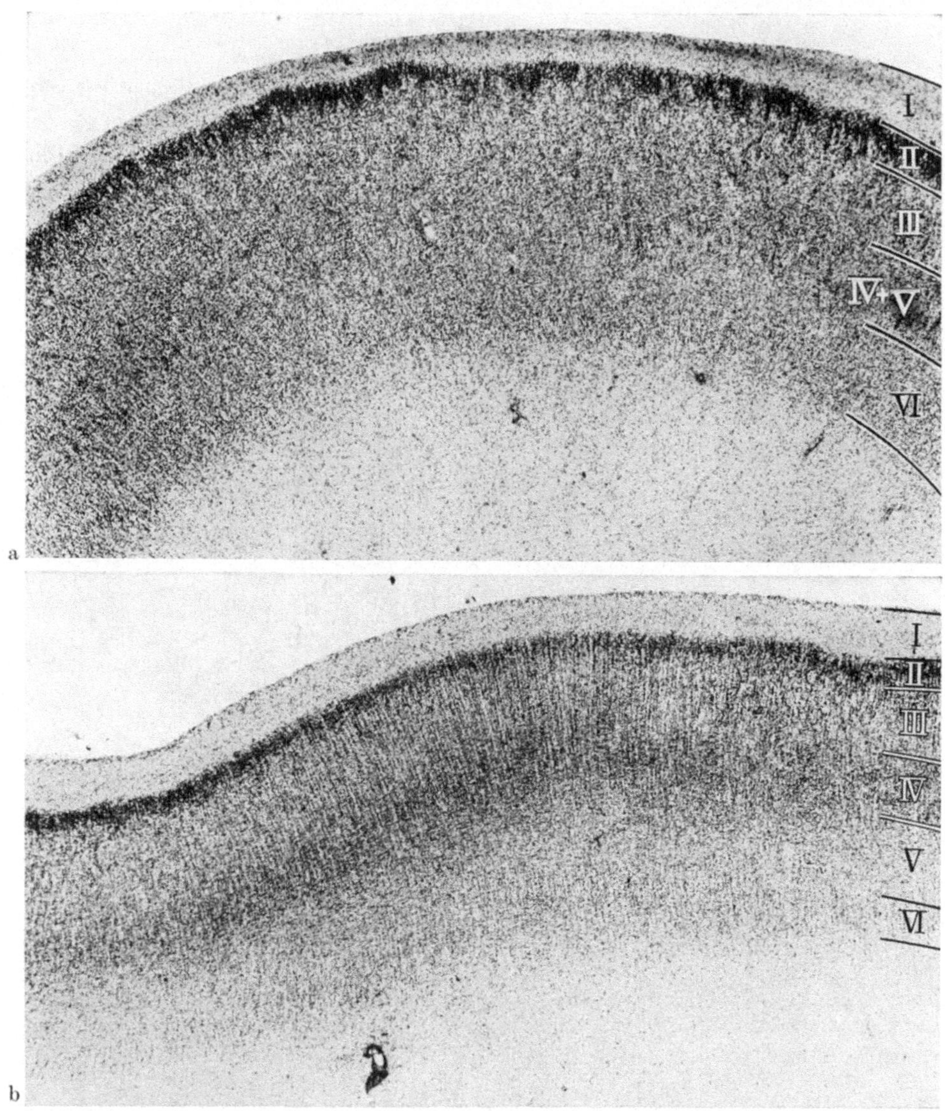

Abb. 38. Cortex eines Feten aus dem siebenten Monat (Nissl-Färbung, Vergrößerung 34fach).
a Frontale Rinde, Area 44. b temporale Rinde vom äußeren periinsulären Segment

geprägt ist, nimmt sie ab. An der Wand der Postzentralwindung reicht die Rinde der
Area 3, die sich hier merklich verbreitert, nicht mehr bis zur Oberfläche. Sie wird von
der Rinde der Area 1 abgelöst, die sich durch ihre helle, gut ausgebildete Lamina V
auszeichnet.

Bemerkenswert an der Zentralregion des siebenten Monats ist, daß man Merkmale der postzentralen Rinde, die breite, zelldichte äußere Körnerschicht und die aufgelockerte, wolkige innere Körnerschicht, an der gesamten Hinterwand der Präzentralwindung findet. Man findet zwar in den Randbezirken der Area 4 eine spärliche innere Körnerschicht, aber ihre Ausdehnung und die Mitbeteiligung der äußeren Körner erscheint uns hier ungewöhnlich. Wahrscheinlich haben wir hier noch nicht die endgültigen topographischen Verhältnisse vor uns. Mit einer weiteren Vertiefung der Zentralfurche im achten und neunten Monat kommt es zweifellos auch noch zu Verschiebungen der Feldgrenzen.

Die fortschreitende Differenzierung der frontalen Rinde zeigt Abb. 38 a, auf der die Rinde der Area 44 wiedergegeben ist. Die Rinde ist gegenüber dem sechsten Monat (Abb. 31 b) aufgelockert und trotz ihres Zellreichtums hell. Die dunkle äußere Körnerschicht hebt sich von der aufgehellten III. Schicht deutlich ab. Eine innere Körnerschicht ist nur angedeutet und die Lamina V läßt sich nicht als helle Zone, sondern nur an ihrem Gehalt an größeren Pyramidenzellen erkennen. Die zelldichte Lamina multiformis bildet eine betonte Grenze gegen das Marklager. Trotz der fortgeschrittenen Differenzierung, für die das Auftreten großer Elemente in der V. Schicht spricht, und trotz der unverkennbaren Schichtung bleibt die Rinde, wie der übrige frontale Cortex, in allen Schichten sehr zellreich und man vermißt eine klare Gliederung in helle und dunkle Lagen. Dadurch unterscheidet sich die frontale Rinde von der parieto-temporalen.

Die temporale Rinde aus dem äußeren periinsulären Segment (Abb. 38 b), die wir als Beispiel für die parieto-temporale Rinde bringen, ist durch einen solchen in's Auge springenden Wechsel heller und dunkler Laminae charakterisiert. Die Lamina granularis externa ist noch relativ breit und zellreich. Sie wird durch die breite Aufhellungszone der Lamina pyramidalis begrenzt, die sich von der deutlich hervortretenden inneren Körnerschicht gut abhebt. Auch die Lamina V ist als heller Streifen von mittlerer Breite gut ausgebildet und geht in die lockere Lamina multiformis über, die eine etwas unscharfe Grenze gegen die weiße Substanz bildet. Die Rinde besitzt eine feine Radiärstreifung, die von der äußeren Körnerschicht bis zur abschließenden multiformen Schicht reicht. Eine klare Sechsschichtung mit einer durchgehenden Radiärstreifung ist im siebenten Monat charakteristisch für die parietale und temporale Rinde.

Der achte Monat

Während des achten Monats herrscht nur noch im neopallialen Bezirk des Vorderhornes und in einem Streifen der Cella media eine geringe Migration. In der übrigen Ventrikelwand ist der Matrixaufbrauch weiter vorangeschritten. Die beginnende Umwandlung zu embryonalem Ependym führt zu einer gegenseitigen Angleichung der verschiedenen Bezirke, so daß die Ventrikelwand zunehmend ein einheitliches Aussehen gewinnt. In der Hirnrinde treten die spezifischen Merkmale der einzelnen Felder deutlicher als bisher hervor, so daß die Rekonstruktion einer Hirnkarte möglich wird, die bereits eine weitgehende Übereinstimmung mit der Topographie der fertigen Hemisphäre zeigt.

Innenfläche der Hemisphäre (Ventrikelwand)

Die Form des Seitenventrikels, der nach dem Ausguß an einem Fetengehirn aus dem achten Entwicklungsmonat gezeichnet ist, zeigt gegenüber dem Ventrikel aus dem siebenten Monat keine nennenswerte Veränderung (Abb. 47 f). An der Ventrikelwand herrscht nur noch in einem kleinen zum Neopallium gehörigen Areal eine geringe Migration. In ihm (Abb. 39 a) hat sich noch keine epitheliale Wandbekleidung gebildet und in Ventrikelnähe besteht noch eine etwas größere Zelldichte als in den benachbarten Gebieten, in denen die Ventrikelwand schon von embryonalem Ependym

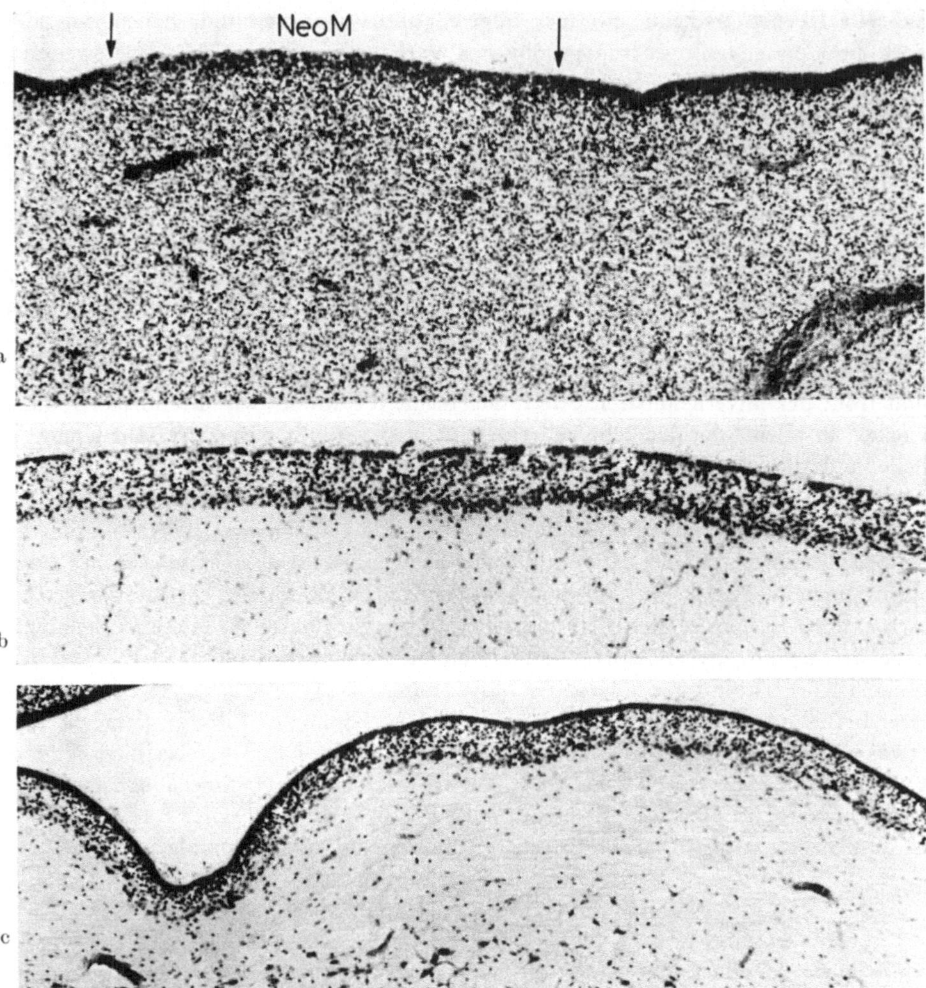

Abb. 39. Ventrikelwand eines Feten aus dem achten Monat (Nissl-Färbung, Vergrößerung 100fach). a Neopallialer Wandbezirk im Unterhorn, in dem noch eine spärliche Migration herrscht (*NeoM*). b Wand des calcar avis. c Wand des Hippocampus (Archipallium): beachte den ähnlichen Wandbau von Calcar avis und Hippocampus

bedeckt ist. Da die Migration schon erheblich nachgelassen hat, muß man hier von einem beginnenden, stellenweise von einem fortgeschrittenen Matrixaufbrauch sprechen, während in den benachbarten Arealen der Matrixaufbrauch abgeschlossen ist. Auf der Abbildung schließt sich links der ventrikuläre Inselabschnitt an, was am plötzlichen Auftreten einer ependymalen Wandbekleidung zu erkennen ist. Auf der rechten Bildseite erfolgt ein mehr fließender Übergang in die benachbarte neopalliale

Wandregion. Aus dem Vergleich mit früheren Entwicklungsstadien kann man schließen, daß sich hier das Ependym langsam gegen den proliferierenden Wandbereich vorschiebt. Der Prozeß beginnt bereits im sechsten Monat und engt schließlich die Proliferation auf die kurze Strecke ein, die auf Abb. 39 a zu sehen ist. Ihre Rekonstruktion auf der Lateralfläche des Seitenventrikels (Abb. 40) ergibt eine Ausdehnung vom

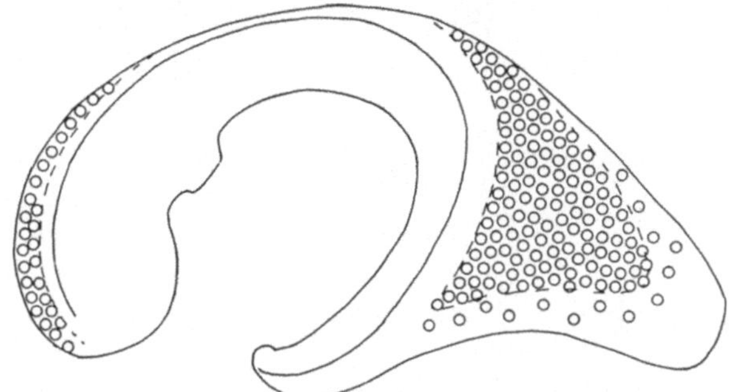

Abb. 40. Ventrikel eines Feten aus dem achten Monat, Lateralansicht (nach einem Silicon-
Kautschuk-Ausguß, Vergrößerung 1,5fach). Die Kreise bezeichnen die Gebiete, in denen noch
eine geringe Migration herrscht, die Bezirke mit vollständigem Matrixaufbrauch sind weiß
gelassen

Vorderhorn über die Dorsalfläche des Ventrikels, was auf der Abbildung nicht sichtbar
ist, bis in das Hinterhorn. Der größte Teil der Ventrikelwand wird bereits von
Ependym bedeckt (weiß) und nur ein Teil der neopallialen Wand zeigt noch die
erwähnte geringe Migration (durch Kreise gekennzeichnet), die bis über die Geburt
hinaus erhalten bleibt.

Das auf Abb. 39 a auf der rechten Bildseite wiedergegebene Ependym dehnt sich
also immer weiter aus, während die Grenze des Inselabschnittes auf der linken Bildseite während der Entwicklungsmonate konstant bleibt. Auf die Verhältnisse am
ganzen Ventrikel übertragen, heißt das, daß der Matrixaufbrauch und die Ependymbildung von Archipallium her gegen die Inselregion zu voranschreiten. Beide verlaufen
genau in der umgekehrten Richtung wie die Ausbreitung der Migrationsphase, die sich
von der lateralen Ventrikelwand auf die mediale ausdehnte. Das ist ein sehr eigen-
tümlicher Befund, der im Widerspruch zu unseren bisherigen Erfahrungen steht und
den wir weiter unten noch näher erörtern müssen.

Der Calcar avis und das Ammonshorn sind von einem schmalen Ependymsaum
mit Flimmerbesatz bedeckt (Abb. 39 b u. c) und durch einen zellhaltigen Gewebsstreifen zwischen Ependym und Marklager gekennzeichnet. Der Gewebsstreifen ist
im Bereich der Calcar avis gegenüber den früheren Monaten zellärmer geworden, so
daß hier die Wandverhältnisse noch mehr der Ventrikelfläche des Ammonshornes
ähneln. Ein Vergleich beider Abbildungen zeigt, wie weitgehend der Wandbau in
beiden Bezirken übereinstimmt.

Oberfläche der Hemisphäre

An der Oberfläche des Gehirns ist die Inselregion weiter in die Tiefe gesunken und
wird zu einem großen Teil von der Opercula überdeckt. Es haben sich zahlreiche Furchen gebildet und der Sulcus centralis stellt jetzt eine tief einschneidende Grenze
zwischen Frontal- und Parietallappen dar.

Die Rinde der Area 4 bietet außer der Reduzierung der äußeren Körnerschicht
keine prinzipiellen Veränderungen gegenüber dem siebenten Monat. Der Fortschritt
der Rindenentwicklung läßt sich besser an den davor gelegenen Feldern erkennen.

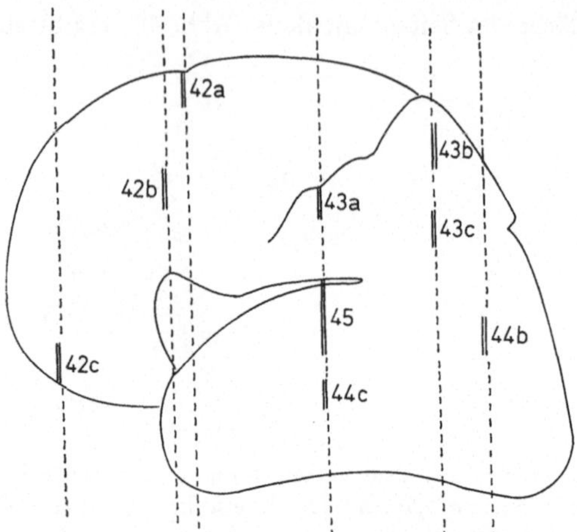

Abb. 41. Lage der Schnitte auf Abb. 44 bis 45; Abb. 45 a liegt auf der medialen Hemisphärenfläche und ist nicht eingezeichnet

Als Beispiel für die Rindenentwicklung im Frontallappen bringen wir die Area 6, die
eine relativ dichte Lagerung der Zellelemente aufweist (Abb. 42 a). Die äußeren
Körner sind zu einem spärlichen dunklen Streifen reduziert und die Pyramidenzellen
der fünften Schicht treten jetzt deutlich hervor. Man findet auch eine angedeutete
innere Körnerschicht (rechte Bildseite), die jedoch nur in den ventralen Partien des
Feldes nachzuweisen ist. Schon BECK (1940) wies darauf hin, daß es sich dabei um ein
bleibendes Merkmal der Area 6 handelt und nicht um den sechsschichtigen Grundtyp
der Rinde im Sinne BRODMANNs, der sich im Verlaufe der Entwicklung noch zu einer
agranulären Rinde umwandelt. In der Area 9 (Abb. 42 b) ist die Rindenbreite geringer als in der Area 6. Die Rinde zeigt einen unverkennbaren sechsschichtigen Bau und
besitzt in einer gut ausgebildeten Lamina multiformis eine deutliche Grenze gegen das
Marklager. Die dritte und fünfte Schicht sind zwar relativ schmal, treten aber nunmehr im Rindenbild als Aufhellungsstreifen deutlich hervor. Von ihnen hebt sich die
innere Körnerschicht mit ihrer feinen Querstreifung gut ab. Im Vergleich zur
parietalen und temporalen Rinde ist freilich die innere Körnerschicht schwach ausgebildet, was in der übrigen frontalen Rinde noch mehr zum Ausdruck kommt. Die
Rinde der Area 9 besitzt an und für sich die deutlichste Körnerschicht des frontalen
Cortex. Auch im basalen Neocortex des Frontallappens, der besonders schmal und
zellreich ist (Abb 42 c), tritt jetzt eine Sechsschichtung zutage, bei der sich die Lamina
granularis externa als kompakter dunkler Streifen von den übrigen Schichten abhebt.
Die Laminae pyramidalis und granularis interna sind schmal und stellenweise nicht
voneinander zu trennen. Die breiteste Schicht der ganzen Rinde ist die Lamina
ganglionaris, an die sich eine geschlossene Lamina multiformis als betonter Abschluß
gegen das Marklager anschließt.

Die Beispiele zeigen, daß wir in den frontalen Rindenfeldern wie im sechsten
Monat eine rostralwärts zunehmende Verschmälerung der Rinde, eine Verschärfung

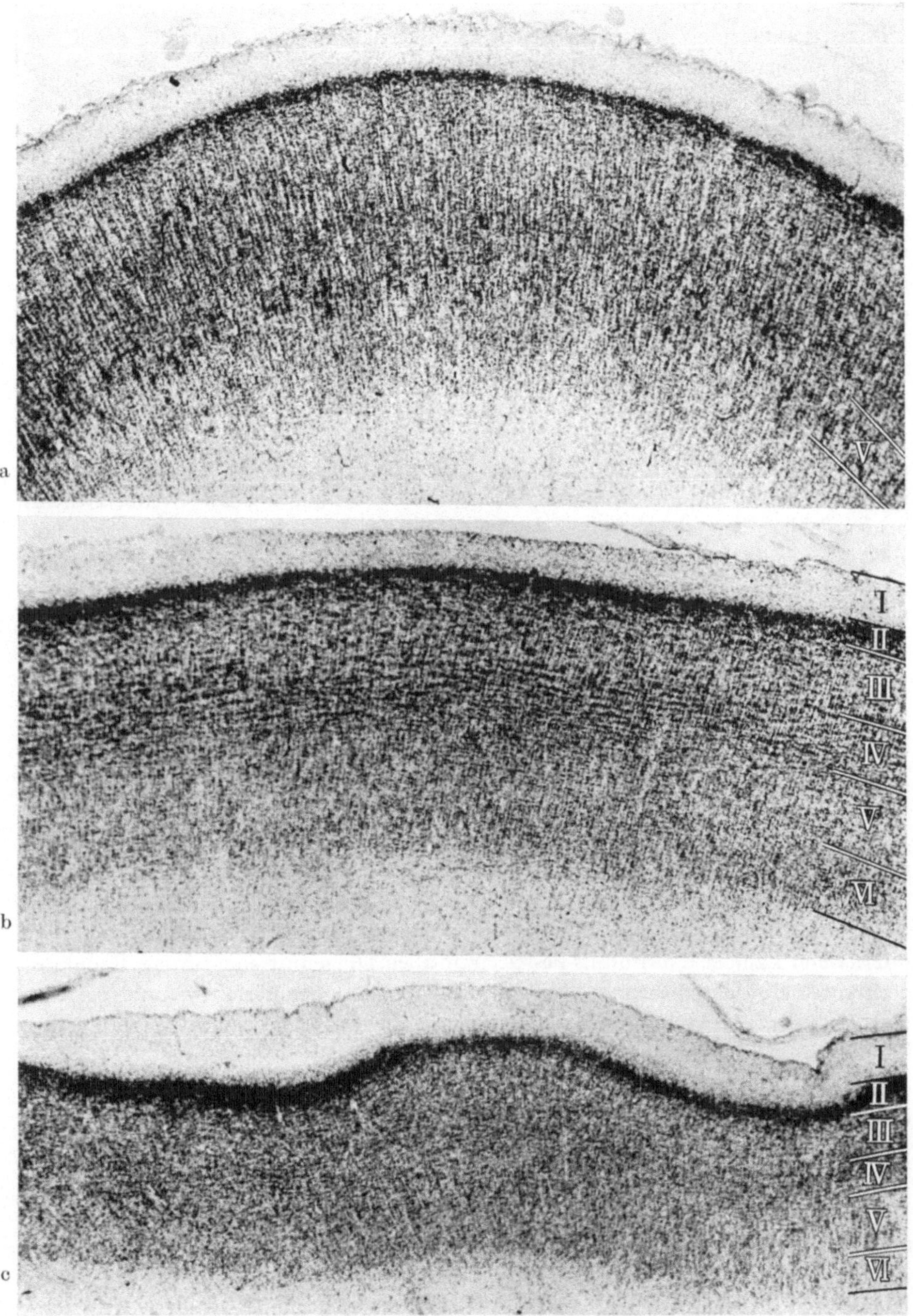

Abb. 42. Cortex eines Feten aus dem achten Monat, frontale Rindenfelder (Nissl-Färbung, Vergrößerung 34fach). a Area 6. b Area 9. c basaler Neocortex (Area 11 und 47)

der Rinden-Markgrenze und eine Erhöhung der Zelldichte finden. Auch die äußere Körnerschicht, deren Verschwinden man im allgemeinen als Gradmesser für den Differenzierungsstand eines Rindenbezirkes ansehen kann (mit Ausnahme des Koniocortex) nimmt rostralwärts an Breite und Zellreichtum zu.

Die hintere Wand der Zentralfurche wird von der sehr schmalen und zelldichten Rinde der Area 3 ausgekleidet (Abb. 43 a), die im allgemeinen sogar noch ein Stück auf die Hinterwand des Gyrus praecentralis übergreift. Ihre äußere Körnerschicht bildet einen ziemlich breiten, dunklen Streifen mit einer verwaschenen Grenze gegen die dritte Schicht, welche die breiteste Lage der ganzen Rinde darstellt und infolge ihrer Zelldichte relativ dunkel erscheint. Der Zellreichtum steht im Zusammenhang mit ihrer sogenannten „Verkörnelung", bei der die Zellen der Lamina pyramidalis nicht zu Pyramidenzellen ausdifferenzieren wie in den anderen Feldern, sondern zu Körnern werden, so daß die Lamina pyramidalis praktisch in die äußere und innere Körnerschicht einbezogen wird. Die fünfte Schicht ist nur rudimentär angelegt und nicht sicher von der Lamina multiformis zu unterscheiden. ECONOMO u. KOSKINAS trennen von der Area 3, die sie als Pb bezeichnen, noch ein an der Grenze zur Area 4 liegendes Feld Pa ab, das nicht so hochgradig verkörnelt ist. Wir bezeichnen die Felder in Anlehnung an die Nomenklatur BRODMANNs als 3a und 3b. Die Grenze zwischen beiden Feldern ist auf Abb. 43 a getroffen. Die Area 3a (rechte Bildseite) besitzt noch eine selbständige Granularis interna und ihre fünfte Schicht enthält eine Anzahl großer Pyramidenzellen. In der Area 3 b dagegen (linke Bildseite) hat die innere Körnerschicht eine mehr wolkige Struktur, die schon im vorigen Stadium aufgefallen war, und die dritte Schicht ist weitgehend zu einer Körnerschicht geworden.

Die Rinde der Area 1 zeigt einen schönen, regelmäßigen Sechsschichtenbau (Abb. 43 b, rechte Bildseite). Sie ist wesentlich breiter und lockerer gebaut als die Area 3 und besitzt eine feine, durch alle Schichten laufende Radiärstruktur. Während sich ihre Lamina granularis externa weitgehend aufgelöst hat und nur noch an der Grenze zur Lamina corpuscularis eine dünne Linie bildet, treten jetzt die dritte und die fünfte Schicht deutlich hervor. Die letzere erscheint besonders hell und enthält als einzige Schicht bereits Pyramidenzellen. Die Abbildung zeigt den Übergang in die Area 2 (linke Bildseite), deren Rinde ebenfalls eine Sechsschichtung mit Radiärstruktur aufweist, aber etwas schmäler ist und eine etwas dunklere, zelldichtere Lamina granularis interna und Lamina multiformis besitzt. Vor allen Dingen ist eine gewisse Reduktion der fünften Schicht zu erkennen, die nicht mehr so gut ausgebildet ist wie in der Area 1, was als eines der Hauptunterscheidungsmerkmale zwischen beiden Feldern gelten kann.

Caudal schließt sich die Area 7 an (Abb. 43 c, rechte Bildseite). In ihr hebt sich die Lamina pyramidalis als breiter heller Streifen ab, der besser ausgebildet ist als in der Area 2. Die noch breite äußere Körnerschicht zeigt an, daß die Rinde der Area 7 gegenüber der Rinde der Area 1 und 2 in der Entwicklung noch zurück ist. Der lockere Bau der Lamina granularis interna und der Lamina multiformis lassen eine mehr verwaschene Rindenstruktur eine unscharfe Grenze gegen die weiße Substanz entstehen. Die Area 7 ist freilich nicht völlig gleichmäßig gebaut und zeigt in manchen Partien eine bessere radiäre Struktur als auf der Abbildung. Die hier dargestellte Grenze zur Area 39 ist sehr deutlich, da diese wie die Area 40, von der sie sich kaum unterscheiden läßt, eine besonders ins Auge fallende innere Körnerschicht besitzt. Die Laminae granularis externa, granularis interna und multiformis sind hier schmal,

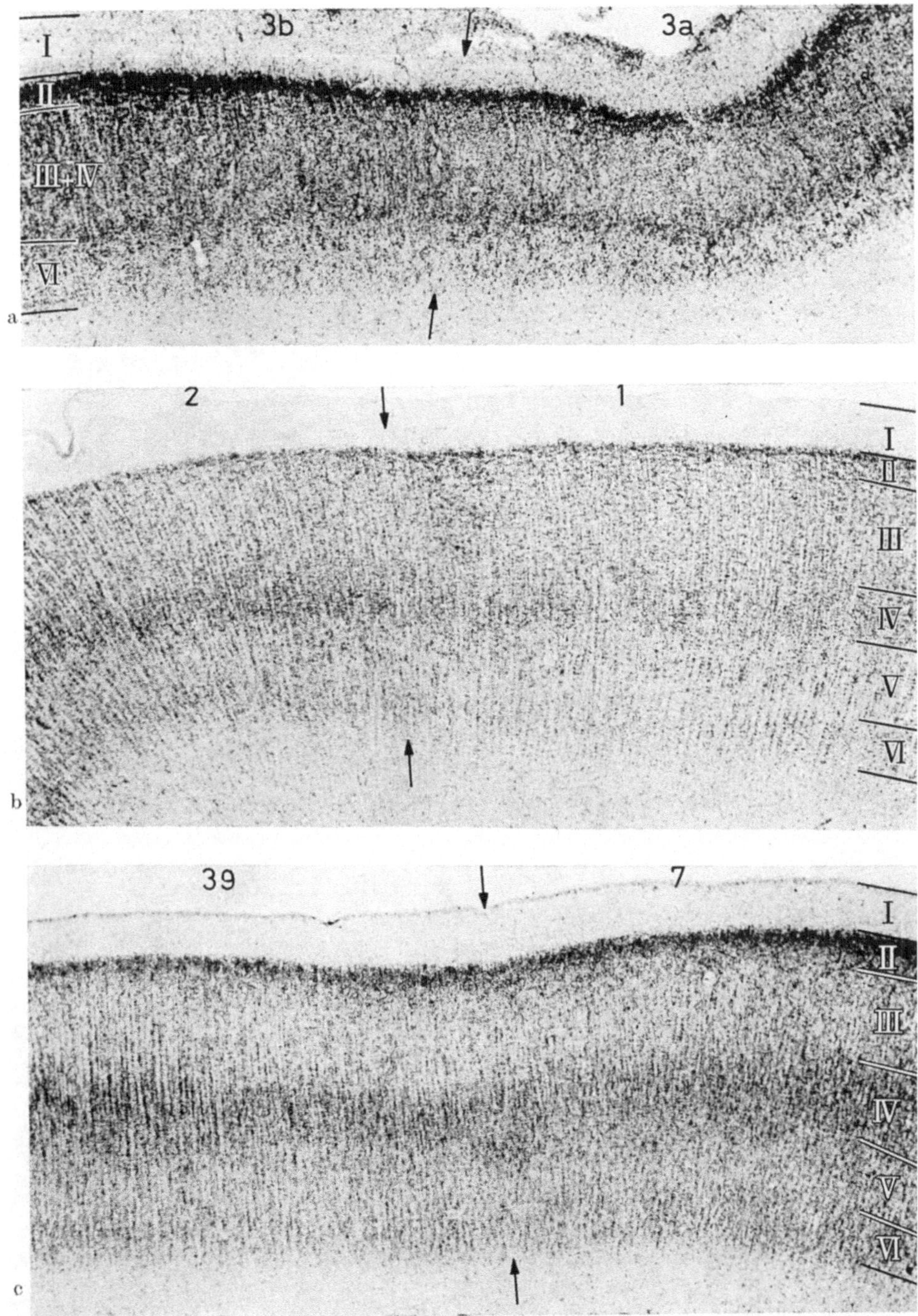

Abb. 43. Cortex eines Feten aus dem achten Monat (Nissl-Färbung, Vergrößerung 34fach). a Area 3. b Grenze zwischen der Area 1 (rechte Bildseite) und der Area 2 (linke Bildseite). c Grenze zwischen der Area 39 (linke Bildseite) und der Area 7 (rechte Bildseite)

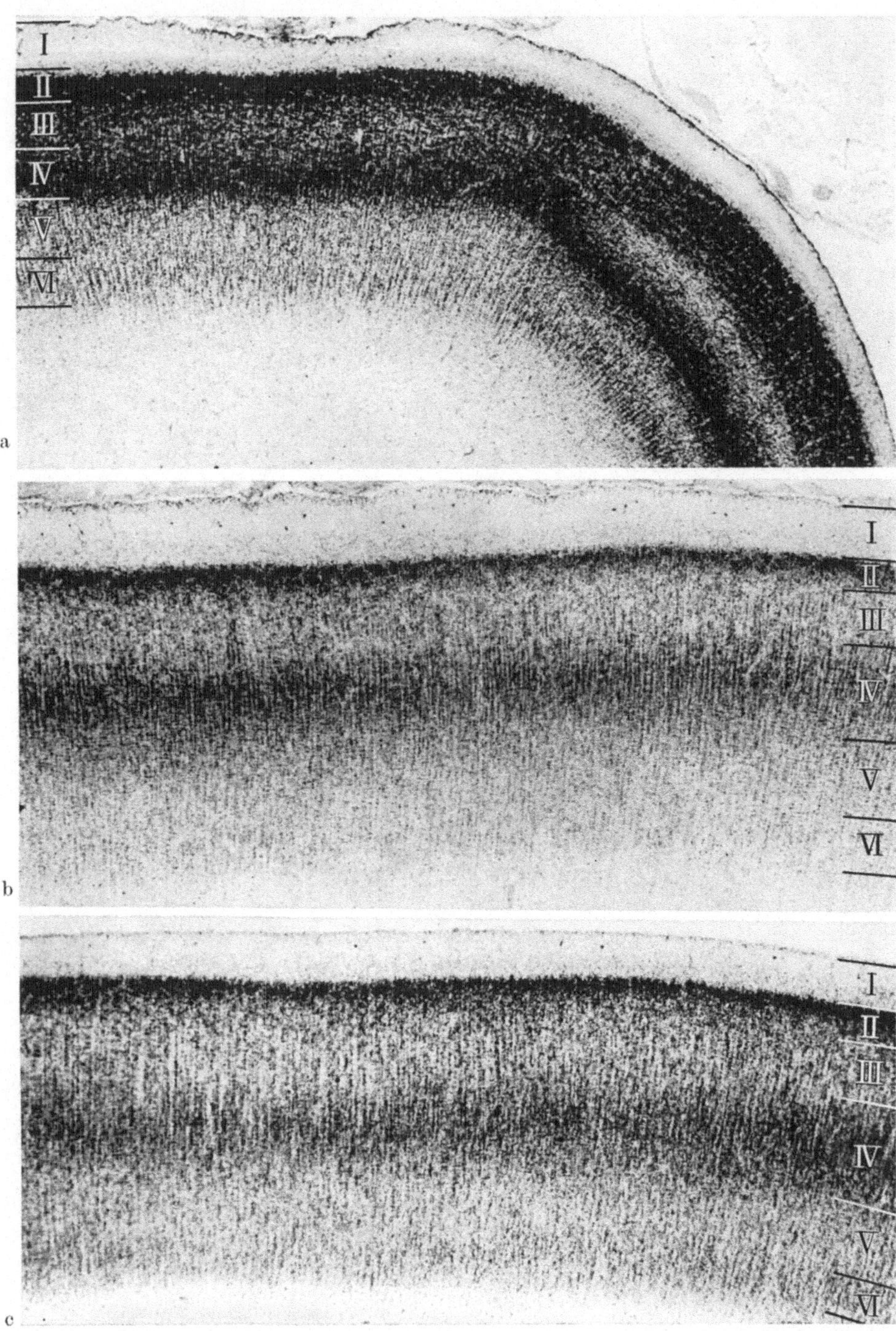

Abb. 44. Cortex eines Feten aus dem achten Monat (Nissl-Färbung, Vergrößerung 34fach).
a Grenze zwischen der Area 17 (rechte Bildseite) und der Area 18 (linke Bildseite). b Area 19.
c Area 21

betont radiär gestreift und sehr zelldicht, so daß die Rinde wesentlich besser gegen das Marklager abgesetzt ist als in der Area 7.

Die occipitale Rinde hat sich soweit differenziert, daß eine areale Gliederung des Occipitallappens möglich wird. Im sechsten Monat war lediglich die Area striata im Bereich der Fissura calcarina zu erkennen und der übrige Occipitallappen war von einer einheitlichen, relativ schmalen zelldichten Rinde bedeckt. Jetzt hat die Area 17 eine scharfe Grenze gegen die Area 18 gewonnen und weicht durch ihren spezifischen Schichtenbau von der Gliederung aller übrigen isocorticalen Felder ab. Die Abb. 44 a zeigt den Übergang der Area 18 in die Area 17. Nach den Vorstellungen BRODMANNS stellt das äußere, breite dunkle Band die Laminae II, III und IVa dar, das schmale helle Band die Lamina IVb. Die anschließende dunkle Lamina IVc besitzt einen ganz schmalen, kompakten Mittelstreifen und geht an ihren Rändern locker in die hellere Lamina IVb und Lamina V über. Besonders markant ist die abschließende Lamina multiformis, die im Unterschied zu den übrigen Schichten eine betont radiäre Anordnung der Zellelemente zeigt. Ob die Schichtenvermehrung der Area 17 tatsächlich durch eine Spaltung der inneren Körnerschicht zustande kommt, wie BRODMANN meinte, wurde schon von FILIMONOFF (1929) angezweifelt. Wie Abb. 44 a zeigt, ist jedenfalls an der Grenze der Striata keine Aufspaltung der IV zu erkennen, wie sie BRODMANN als Beweis seiner Theorie abbildete. Nach unserer Ansicht ist die Frage der Schichtenbildung in der Area striata noch durchaus unklar.

Die Rinde der Area 18 ist ebenfalls außerordentlich dunkel und zellreich. Das bezieht sich jedoch nur auf die granulären Schichten und die kaum differenzierte Lamina pyramidalis. Die fünfte und sechste Schicht sind dagegen locker gebaut, so daß sich stellenweise das Bild einer Zweiteilung der Rinde ergibt. Insbesondere kontrastiert die Lamina multiformis kaum gegen die Ganglionaris und beide erscheinen infolgedessen als ein einheitlicher heller Streifen. Die Rinde der Area 19 besitzt eine bis in die Lamina pyramidalis reichende ausgeprägte Radiärstreifung (Abb. 44 b). Ihre granulären Schichten, von denen die Lamina granularis interna die dominierende Schicht darstellt, sind breit und dunkel. Während die schmale Lamina pyramidalis einen relativ hohen Zellgehalt besitzt, erscheint die Lamina ganglionaris wie in der Area 18 lichter und breiter als die äußeren Schichten. Die Rinde wird von einer lockeren Lamina multiformis abgeschlossen, die sich kaum von der Lamina ganglionaris abhebt. Die Rinde der Area 19 stellt eine Übergangsform von der occipitalen zur parieto-temporalen Rinde dar. Die zweite, dritte und vierte Schicht der Area 19 stehen bezüglich ihrer Breite und Zelldichte zwischen den entsprechenden Schichten der beiden Rindentypen. Die Area 18 dagegen ist als typischer occipitaler Cortex anzusehen. Zum Vergleich der Rindentypen bringen wir als Beispiel der temporalen Rinde die Area 21 (Abb. 44 c). Bei ihr ist die dritte Schicht wesentlich breiter und heller als in der Area 19. Die Lamina III besitzt hier die gleiche Breite und Helligkeit wie die Lamina V. Die innere Körnerschicht ist auch in der temporalen Rinde die markanteste Lage, jedoch nicht so zelldicht wie in der occipitalen Rinde. Die Lamina multiformis ist zwar locker gebaut, hebt sich jedoch von der fünften Schicht ab und bildet eine klare Grenze zum Marklager.

Die arealen Unterschiede der temporalen Rinde gibt Abb. 45 wieder. Die Außenfläche des Temporallappens wird von der Area 22 bedeckt (linke Bildseite), deren Rinde eine ausgeprägte Rediärstreifung und eine betonte Lamina multiformis zeigt. Am oberen Rande tritt ein deutlicher Wandel des Rindenbildes ein. Die Lamina granularis interna und die Lamina multiformis werden lockerer, wodurch die ganze Schichtung verwaschen erscheint. Gleichzeitig hellt sich die Lamina pyramidalis auf und gewinnt auch an Breite. Es handelt sich um die Area 42, die auf der Dorsalfläche des Temporallappens liegt. An der medialen, zur Sylviischen Furche blickenden Fläche bemerkt man zwei flache Wülste, die der Ausdehnung einer neuen Rindenformation entsprechen. Wir haben hier die Heschlschen Querwindungen vor uns, die von der Area 41 bedeckt werden. Ihre Rinde ist wesentlich breiter und die Schichtung sehr

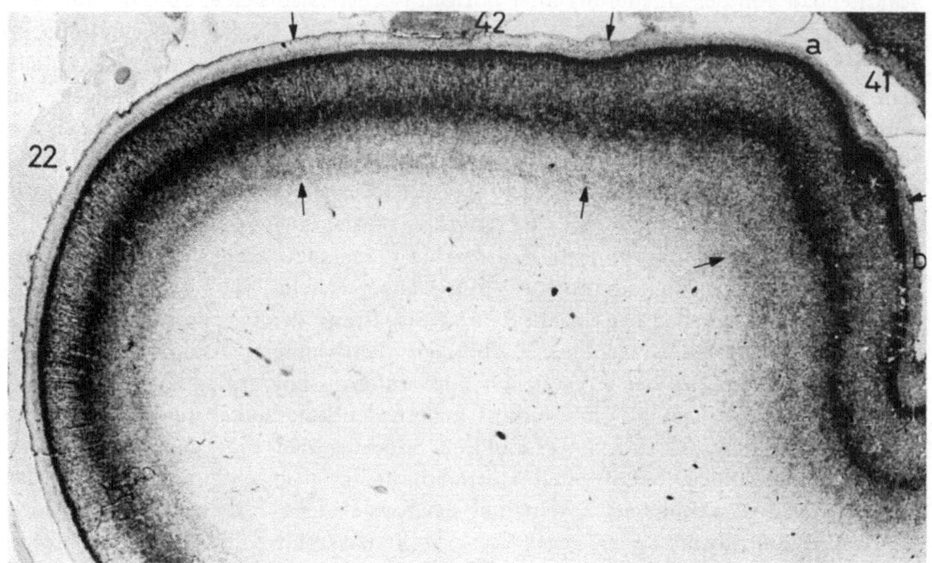

Abb. 45. Die dorsalen Felder des Temporallappens bei einem Feten aus dem achten Monat (Nissl-Färbung, Vergrößerung 14fach). Die Feldgrenzen sind durch Pfeile gekennzeichnet; auf der rechten Bildseite die Heschlschen Windungen

verwaschen. In der Area 41a hat die Lamina granularis interna eine wolkige Beschaffenheit und geht fließend in die Lamina pyramidalis über, die breiter ist und infolge ihres großen Zellreichtums dunkler erscheint als in den übrigen temporalen Feldern. Wie in der Area 3 handelt es sich um eine hochgradig verkörnelte Rinde. In der Tiefe der Sylviischen Furche ist die Lamina granularis interna weniger diffus gebaut. Wir bezeichnen diesen Abschnitt als 41b. ECONOMO u. KOSKINAS unterschieden die Felder als Td und Tc, während BRODMANN keine Untergliederung vornahm.

Im achten Monat bieten die topographischen Verhältnisse der Hemisphärenoberfläche bei einer *Rekonstruktion der Rindenfelder* weitgehend das Bild des fertigen Gehirns (Abb. 46). Die Zentralfurche ist an der Mantelkante noch weiter caudalwärts gewandert, so daß die Area 4 einen etwas schrägeren Verlauf nimmt als im sechsten Monat. Sie hat sich dorsal etwas verbreitert und folgt im übrigen dem stufenartigen Verlauf der Zentralfurche. Auch die Area 6 hat sich noch weiter ausgedehnt und beide Felder bilden jetzt zusammen ein breites Dreieck, das mit der Spitze auf die Inselregion zeigt. Die Area 8 und die Area 9 legen sich als breite Bänder über die Konvexität des Frontallappens und werden ventral von der Area 44 begrenzt. Auch am Frontalpol lassen sich jetzt die einzelnen Felder voneinander unterscheiden, wobei die stufenweise Zunahme der Zelldichte und die Abnahme der Rindenbreite zwar keine haarscharfen, aber doch unverkennbaren Grenzen ergeben. Vor allem ist auch die Beschaffenheit der äußeren Körnerschicht, die in den polnahen Feldern besser erhalten ist, als in den dorso-caudalen, ein verwertbares Kennzeichen für die Felderung. Die Area 46 ist an dem ausgesprochen lockeren Bau der Lamina multiformis

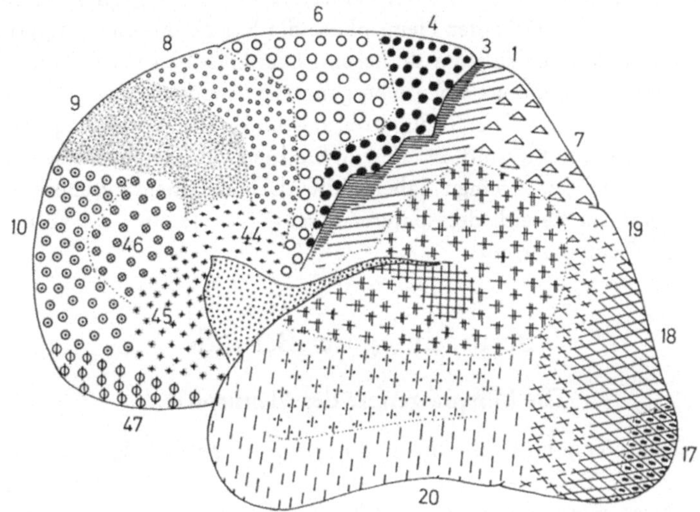

Abb. 46. Hirnkarte eines Feten aus dem achten Monat (gering verkleinert). Feldbezeichnung in Anlehnung an BRODMANN; das innere periinsuläre Segment ist kariert, das äußere durch Doppelkreuze gekennzeichnet; die Area 2 und 5 sind nicht eingezeichnet, da sie nicht sicher abzugrenzen sind

und ihrem fließenden Übergang in das Marklager zu erkennen, während die Felder 44 und 45 ihre radiäre Streifung als bleibendes Merkmal zeigen, durch das sie sich von den benachbarten Feldern abgrenzen lassen. Bei dem basalen Bezirk, der noch keine arealen Besonderheiten erkennen läßt, handelt es sich ohne Zweifel um die Area 47. Die Area 11 liegt in diesem Stadium weiter medial und erscheint nicht auf der seitlichen Ansicht der Hemisphäre.

Mit der Vertiefung des Sulcus centralis verschwindet die Area 3 zunehmend von der Oberfläche. Sie kleidet jetzt die Zentralfurche aus und zwar nicht nur die Hinterwand und den Boden, sondern stellenweise auch den unteren Teil der Vorderwand. Das Band der Area 1 ist nur gering verschmälert. Es ist von der Area 2 nicht durch eine scharfe Grenze getrennt, sondern geht allmählich in diese über. Die Area 2 stellt offenbar ein Übergangsgebiet zwischen der postzentralen und der parietalen Rinde dar, dessen Grenzen in diesem Stadium nicht eindeutig festzulegen sind.

Die periinsulären Segmente haben sich weiter verändert. Das innere Segment ist in die Tiefe verlagert worden und an der Oberfläche fast völlig verschwunden. Nur caudal sendet es noch eine kleine Zunge an die Oberfläche. Die entsprechenden Areale 41 und 42 konnten wir oben in ihrer endgültigen Position auf den Heschlschen Windungen identifizieren. Der temporale Teil des äußeren Segmentes bildet das Feld 22, der parietale Teil nimmt jetzt die Lage der Felder 39 und 40 ein, die auch jetzt noch nicht sicher voneinander getrennt werden können. Der Temporallappen zerfällt in die drei Etagen, die von den Feldern 20, 21, und 22 gebildet werden. Alle drei Felder besitzen jetzt eine sechsschichtige Rinde, die jedoch eindeutige Unterschiede erkennen läßt. Die Laminierung und Abgrenzung gegen das Marklager ist dorsal am schärfsten und basal am verwaschensten. Die Area 38 am Temporalpol läßt sich noch nicht abgrenzen, was aber wahrscheinlich auf die zunehmend schrägen Anschnitte in der Frontalserie zurückzuführen ist.

Die occipitale Region ist in ihre drei Felder 17, 18 und 19 gegliedert. Die Area 17 nimmt an der lateralen Fläche der Hemisphäre die Kuppe des Occipitalpoles ein und die Felder 18 und 19 legen sich um sie herum. Die Area 19 ist nicht gut abgrenzbar, da ihre Rinde im achten Monat einen Übergangstyp zwischen parieto-temporaler und occipitaler Rinde darstellt. Die Radiärstreifung und klare Schichtung, durch die sie sich später abgrenzen läßt, sind in diesem Stadium in den angrenzenden Arealen ebenso gut entwickelt und können daher nicht als Unterscheidungsmerkmale dienen. Vor allem ventral, im Bereich der späteren Area 37, findet sich ein völlig fließender Übergang in die Temporalrinde.

Besprechung der Befunde

Die Morphogenese der Hemisphäre

Zum besseren Verständnis der Entwicklungsvorgänge soll die zusammenfassende Darstellung unserer Befunde mit einem kurzen Abriß der Formentwicklung beginnen. Dabei müssen wir uns stets darüber im klaren sein, daß wir als Untersuchungsmaterial lediglich eine Reihe von Entwicklungsstadien besitzen, die gewissermaßen Momentaufnahmen von einem Geschehen sind, das wir selbst nicht beobachten können. Wir sehen keine Bewegungsabläufe, keine Verschiebungen und keine Größenzunahme, sondern wir müssen sie erst aus den Momentaufnahmen rekonstruieren. Das Hinzutreten des Zeitfaktors zu einer morphologischen Betrachtung bedingt einige Besonderheiten. Die Grundlage unserer Untersuchung ist die Heterochronie der Reifungsvorgänge, d. h. der Umstand, daß verschiedene Anteile der Hemisphäre sich zu unterschiedlicher Zeit entwickeln und daß wir daher früh und spät entwickelte Bezirke unterscheiden können. Am Ende der Entwicklung gleichen sich diese Unterschiede wieder aus und sind am reifen Gehirn nicht mehr festzustellen. So kommt es, daß manche Unterscheidungsmerkmale und manche Grenzen nur in bestimmten Entwicklungsstadien markant hervortreten, in anderen Stadien dagegen nur wenig ausgeprägt sind oder ganz fehlen. Da wir es aber mit einem Prozeß zu tun haben, der uns in zahlreichen Einzelstadien vorliegt, können wir immer wieder auf frühere und spätere Entwicklungsphasen zum Vergleich zurückgreifen. Oft ist es gar nicht möglich, bestimmte Areale an einem embryonalen Gehirn zu identifizieren und sicher abzugrenzen, ohne jüngere oder ältere Gehirne hinzuzuziehen.

Wie wir schon erwähnten, hat man bisher bei der Morphogenese des Endhirnes vor allem die Veränderungen an der Außenfläche der Hemisphären berücksichtigt. Über die Entwicklung der Seitenventrikel liegen nur wenige Angaben vor (WOOLAM, 1952; DAY, 1959), die sich meist auf späte Stadien beschränken. Die Entwicklung der Hemisphäreninnenfläche, d. h. der Ventrikelwand, ist jedoch nicht weniger wichtig, da die Formänderungen von Außen- und Innenfläche auf das engste ineinandergreifen. An der von der Matrix ausgekleideten Ventrikelwand können wir Bezirke mit aktivem Wachstum, kenntlich an der Proliferation und Zellmigration, von solchen mit nachlassender oder erloschener Wachstumstendenz abgrenzen. Dazu können wir die Massenzunahme und Ausdehnung bestimmter Hemisphärenteile in Beziehung setzen. Mit dem Nachlassen der Proliferation an der Innenfläche setzt in entsprechenden Abschnitten an der Oberfläche der Hemisphäre die Differenzierung der Zellelemente ein. Das heterochrone Wachstum verschiedener Endhirnpartien führt schließlich zu Verschiebungen und Verlagerungen innerhalb der Hemisphäre, durch die das Bild der bleibenden Architektonik entscheidend beeinflußt wird. Nur die Berücksichtigung der Morphogenese und histologischen Differenzierung an Innen- und Außenfläche ergibt daher ein befriedigendes Bild von der Hemisphärenentwicklung.

Die Primitiventwicklung der Hemisphäre. An der Wende vom ersten zum zweiten Entwicklungsmonat, bei Embryonen von 8 bis 10 mm Gesamtlänge, ist erstmals die beginnende Gliederung des bis dahin unpaaren Endhirnbläschens in zwei Hemisphären zu erkennen. Die beiden Hemisphärenbläschen werden vom Zwischenhirn und voneinander durch eine seichte Furche, den *„Sulcus hemisphaericus"* (HOCHSTETTER), abgegrenzt. Sie vergrößern sich rasch, wobei schon am Anfang des zweiten Monats bei Embryonen von 11 und 12 mm Scheitel-Steiß-Länge eine nach caudal gerichtete Ausdehnungstendenz deutlich ist. Dadurch kommt es in zunehmendem Maße zu einer Überlagerung des Zwischenhirnes durch die Hemisphäre, wobei sich die mediane Wand der Hemisphären der lateralen Wand des Zwischenhirnes anlegt. Schon in der Mitte des zweiten Monats bei Embryonen von 12 bis 13 mm Länge läßt sich an der medianen Hemisphärenwand eine leichte Vorwölbung gegen den Ventrikelraum feststellen, die Anlage des Archipalliums (Abb. 2 a). Darunter verdünnt sich die Hemisphärenblase; sie wird zur Tela chorioidea und legt sich dann als Lamina affixa der lateralen Fläche des Thalamus an. Der Sulcus hemisphaericus wird durch das weitere Wachstum der Hemisphärenblasen an der Grenze zum Diencephalon zur *„Fissura telo-diencephalica"* und zwischen beiden Blasen zur *„Fissura interhemisphaerica"* vertieft.

Basal läßt sich zwischen Diencephalon und Hemisphäre keine eindeutige Grenze ziehen. Hier verdickt sich die Wand der Hemisphäre zum kompakten *„Hyposphaerium"* (EDINGER), auch als *„Hemisphärenstiel"* (HIS, HOCHSTETTER) bezeichnet, dessen Vorwölbung gegen den Ventrikel wegen der hier später entstehenden Basalganglien *„Ganglienhügel"* (HIS, HOCHSTETTER) genannt werden. Eine längs verlaufende Furche läßt einen medialen und einen lateralen Ganglienhügel (auch als Pars medialis und Pars lateralis bezeichnet) unterscheiden, von denen der erstere anfangs noch weitgehend im dritten Ventrikel liegt und den unteren Rand des Foramen Monroi bildet. Erst im Verlaufe der weiteren Ausstülpung der Hemisphärenblase und der Verkleinerung des Foramen Monroi während des dritten Monats wird der mediale Ganglienhügel ganz in den Bereich der Hemisphäre einbezogen.

Die Verdickung der basalen Hemisphärenwand und die gleichzeitige Vorwölbung der Ganglienhügel gegen den Hemisphärenhohlraum bedingen eine Formänderung des Seitenventrikels, dessen „Ausguß"-Modell bis dahin ein genaues Abbild der kugeligen Hemisphärenblase darstellt. Das Modell erscheint basal eingedellt und sein Boden zu einer konkaven Fläche umgeformt, an deren caudalem Ende ein Vorsprung den Übergang des kompakten Hemisphärenstieles in die dünnwandige Blase markiert. Die zunehmende Vorwölbung der Ganglienhügel und die ballonartige Ausdehnung der Hemisphärenblase führen während des zweiten Monats zu einer Vergrößerung dieses Vorsprunges, der am Ventrikelmodell als spitze basalwärts gerichtete Ausladung erscheint (Abb. 47 a).

Die Vergrößerung der Ganglienhügel führt auch zu einer Ausdehnung der oralen Hemisphärenpartie über das rostrale Ende des unpaaren Neuralrohres hinaus. Der orale Pol der Hemisphäre wird dabei nach wie vor vom Rhinencephalon gebildet, dessen Anlage an der Innenfläche der Hemisphäre als beginnende Ausstülpung des Riechventrikels früher zu erkennen ist als an der Außenfläche. *Ein Frontallappen oder auch die Anlage eines solchen ist in diesem Stadium noch nicht vorhanden, sondern entwickelt sich wesentlich später, nämlich erst im vierten Monat* (Abb. 47 c bis e).

Die Rotation der Hemisphäre. Im Verlaufe des dritten Monats nimmt die Hemisphärenblase stark an Größe zu und überlagert das Zwischenhirn fast völlig. An der lateralen Fläche der Hemisphäre macht sich jetzt eine seichte Einsenkung bemerkbar, die künftige Fossa Sylvii, deren Rinde gegenüber dem Neopallium im Wachstum zurückbleibt und über die sich die angrenzenden, rasch wachsenden Hemisphärenpartien vorwölben, vor allem der künftige Temporallappen. Der letztere dehnt sich vorwiegend in basaler Richtung aus, einer Wachstumsrichtung, die wir schon im zweiten Monat an der Formänderung des Seitenventrikels feststellen konnten. Die basale Ausladung des Seitenventrikels biegt gegen Ende des dritten Monats nach rostral um und bildet damit die erste Anlage des bleibenden Unterhornes.

Bei diesem Vorgang handelt es sich um die „Rotation der Hemisphärenblase" (CHR. JAKOB, 1911; SPATZ, 1949, 1955), bei der sich die dünnwandige Blase sowohl in oraler als auch in caudaler Richtung kreisförmig um die Insel ausdehnt, die dabei den ruhenden Pol, gewissermaßen die Achse der Rotation darstellt und sich an der Bewegung nicht beteiligt. Die im Uhrzeigersinne nach caudal gerichtete Ausdehnung (CHR. JAKOB), die früher einsetzt und wesentlich stärker ist als die orale (SPATZ), läßt aus der ursprünglich kugelförmigen Hemisphäre ein gekrümmtes, annähernd bohnenförmiges Gebilde entstehen, dessen ventro-caudale Partie schließlich in oraler Richtung umbiegt. So wird der anfangs caudal gelegene Temporallappen nach oral verlagert und der ursprünglich dorsal gelegene Occipitalpol wird zum caudalen Pol. Die caudal vom Foramen Monroi gelegenen Hemisphärenabschnitte führen also eine partielle Kreisbewegung um die Insel aus. Die Lage des Palaeocortex, der der Insel basal anliegt, bleibt dabei praktisch unverändert, während die weiter dorsal gelegenen Gebilde der Kreisbewegung der Hemisphärenblase folgen. Am reifen Gehirn läßt sich diese Entwicklung an der bogenförmigen Gestalt der Tela chorioidea, der Hippocampusformation und des Caudatumschwanzes ablesen.

Bei der entscheidenden Umformung des Seitenventrikels, die sich im dritten Monat vollzieht, gewinnt man den Eindruck, daß caudal das Blasenwachstum überwiegt, was im Einklang mit der schon früh auftretenden caudalwärts gerichteten Ausdehnungstendenz der Hemisphärenblase steht. Dadurch wird der Hemisphärenstiel, der sich infolge seiner Massenzunahme immer mehr in den Hohlraum vorwölbt, schließlich caudal von der Hemisphärenblase überwachsen. Das führt anfangs zur Ausbildung des basalwärts gerichteten, spitz zulaufenden Ventrikelvorsprunges, der offenbar durch das Zusammenwirken der Wachstumsrichtungen von Hemisphärenstiel und Hemisphärenblase zustandekommt. Beide Wachstumsrichtungen sind an der basalen Ausladung, wo Stiel und Blase aneinandergrenzen, zweifellos verschieden, denn der Hemisphärenstiel dehnt sich gegen den Hohlraum in dorsaler und caudaler Richtung aus, die Hemisphärenblase dagegen hat caudal die Tendenz sich über den Hemisphärenstiel vorzuwölben und sich auch in rostraler Richtung auszudehnen. Man kann so die basale Richtung der Ventrikelaussackung gewissermaßen als Resultate beider Kräfte

ansehen. Durch die Verformung des Ventrikelbodens und die basale Ausladung erhält
der Hemisphärenhohlraum vorübergehend ein sehr eigenartiges Aussehen, das weder
mit der Oberfläche der Hemisphäre noch mit der späteren Ventrikelgestalt vergleich-
bar ist (Abb. 47 a). Gegen Ende des dritten Monats überragt dann die Blasenwand

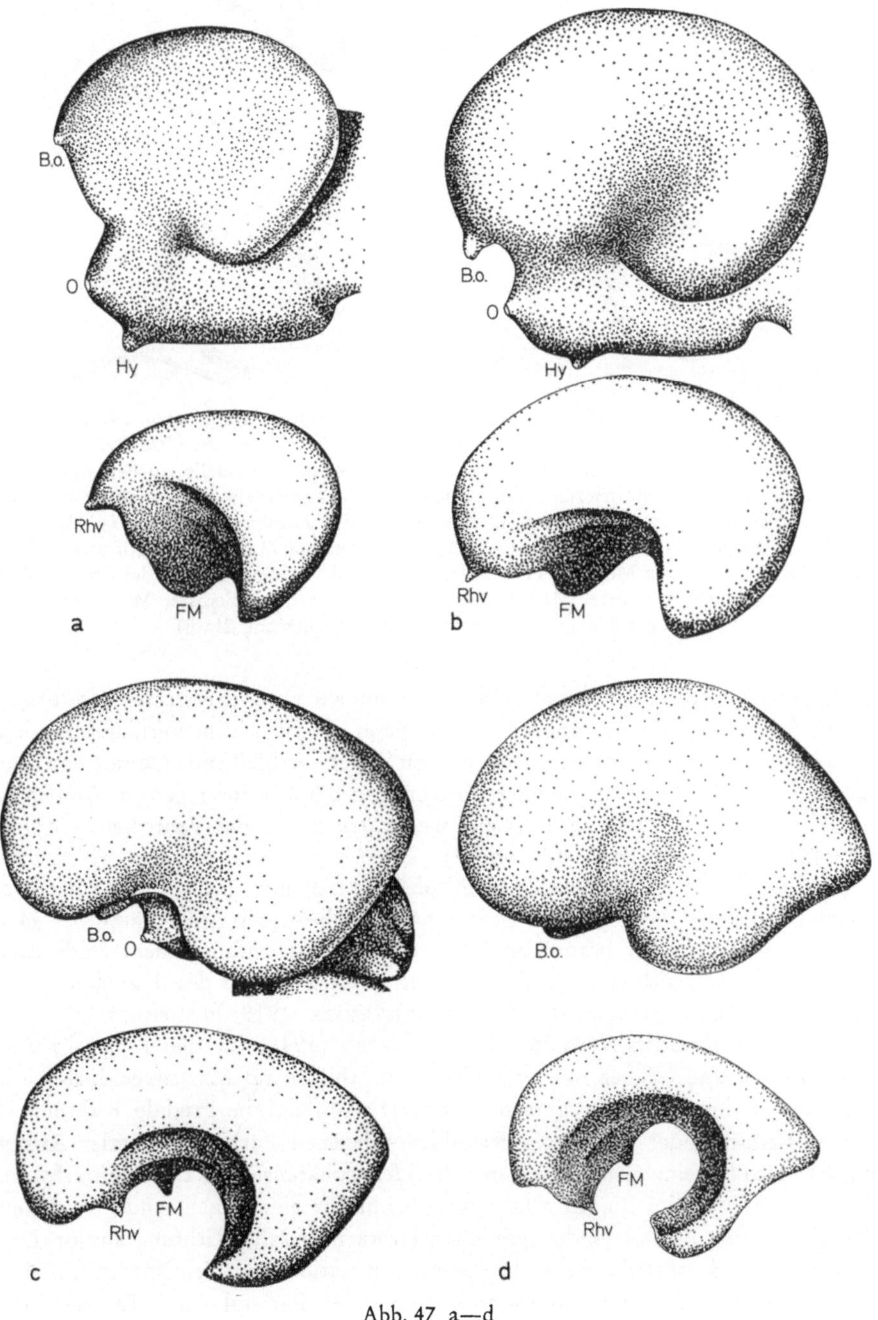

Abb. 47 a—d

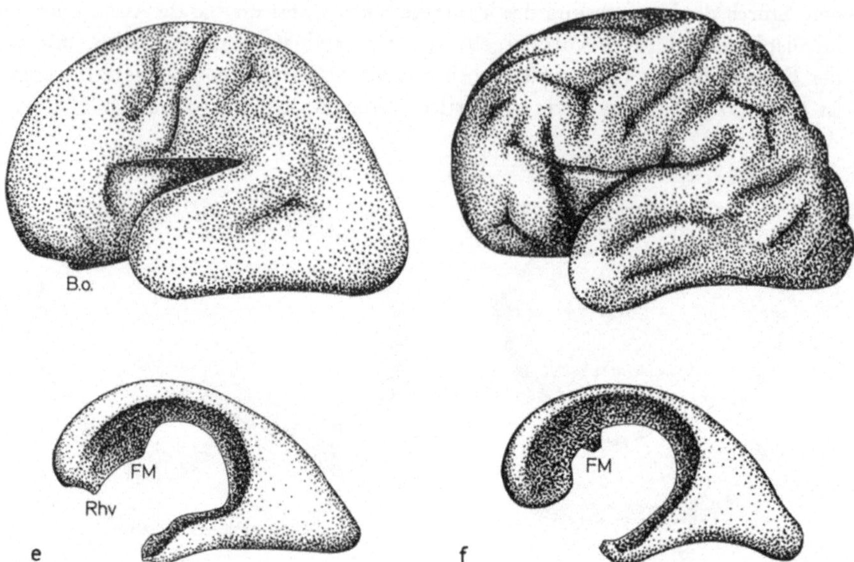

Abb. 47. Die Morphogenese der Hemisphäre und des Seitenventrikels vom zweiten bis zum achten Entwicklungsmonat. Die Hemisphären wurden in Anlehnung an HOCHSTETTER und an RETZIUS, sowie nach Originalpräparaten gezeichnet; die Ventrikelmodelle wurden nach Plattenrekonstruktionen von Schnittserien, die beiden letzten Ventrikelmodelle nach Silicon-Kautschuk-Ausgüssen gezeichnet. *B. o.* Bulbus olfactorius, *FM* Foramen Monroi, *Hy* Hypophyse, O Opticus, *Rhv* Riechventrikel. *a* Zweite Hälfte des zweiten Monats (Vergrößerung 10fach). b Erste Hälfte des dritten Monats (Vergrößerung 7,5fach). c Zweite Hälfte des dritten Monats (Vergrößerung 3fach). d Vierter Monat (Vergrößerung 1,8fach). e Sechster Monat (Verkleinerung 1,5fach). f Achter Monat (Verkleinerung 2fach)

caudal den Hemisphärenstiel und dehnt sich nunmehr auch in rostraler Richtung aus, was zur Ausbildung des Unterhornes führt. Dieses schiebt sich im Verlaufe des vierten Monats weiter nach oral vor, so daß in groben Zügen die bleibende Gestalt des Seitenventrikels entsteht. Die Ganglienhügel beschreiben dann in ihrer ganzen Ausdehnung einen Halbkreis und bilden in der Cella media den Boden des Ventrikels, im Unterhorn dagegen das Dach (Abb. 47 c und d).

Für die Entwicklung der oralen Hemisphärenpartie gibt das Verhalten der Riechhirnanlage, die seit Anfang des dritten Monats auch an der Außenfläche der Hemisphäre zu erkennen ist, brauchbare Hinweise. Sie ist anfangs mehr nach caudal gerichtet und dreht sich erst im Verlaufe der zweiten Hälfte des dritten Monats in rostrale Richtung um (KÖLLIKER, 1882; HOCHSTETTER, 1919; HUMPHREY, 1940). Wir finden hier ein ähnliches Verhalten wie es DIEPEN (1948) für den Hypophysenstiel beschrieben hat und können, wie er, daraus Rückschlüsse auf Massenverschiebung und Expansion bestimmter Hirnregionen ziehen. Die anfängliche caudale Richtung läßt auf ein Wachstum der basal vom Riechhirn gelegenen Partie in dorsaler Richtung schließen, also für eine Größenzunahme des Hemisphärenstieles. Die dann erfolgende Richtungsänderung des Bulbus olfactorius spricht für eine zunehmende Ausdehnung des oralen Blasenabschnittes, der nun einen Druck in basaler Richtung ausübt. Damit kündigt sich auch oral die schon besprochene Rotation der Hemisphäre an, die in gegenläufiger Richtung zur Rotationsbewegung der Parietal- und Temporalregion verläuft. Genau betrachtet beginnt jetzt erst die Entwicklung des Frontalhirnes, das sich im Verlaufe des vierten Monats nicht nur im Sinne der Rotation nach basal ausdehnt, sondern auch nach oral, dorsal und sogar nach caudal, was an der Verlagerung der Zentralregion zu erkennen ist (s. S. 102).

Die Entwicklung des Seitenventrikels. Im gleichen Zeitraum kann man am Seitenventrikel die Bildung des Vorderhornes beobachten. Der rostrale Pol des Ventrikels wölbt sich schon gegen Ende des dritten Monats über den Abgang des Riechventrikels, aber man kann in diesem Stadium noch nicht von einem selbständigen Ventrikelabschnitt sprechen. Die von HOCHSTETTER eingeführte Bezeichnung „basale Vorderhornrinne" besteht daher für die embryonalen Gehirne des zweiten und dritten Monats nicht ganz zu Recht, da das bleibende Vorderhorn in diesem Stadium noch nicht ausgebildet ist. Erst vom vierten Monat an kann man von einem regelrechten Vorderhorn sprechen. Es ist am Anfang noch sehr flach und gewinnt erst während des fünften und sechsten Monats im Zusammenhang mit der Entwicklung des Caudatumkopfes seine spätere Höhe. Im vierten Monat herrscht in der Wand des Vorderhornes eine sehr intensive Proliferation, die ein ausgedehntes Keimlager entstehen läßt und erst im siebenten Monat geringer wird. Ohne Zweifel verdankt das Vorderhorn seine Entstehung einem aktiven Wachstum der Ventrikelwand, wobei die Massenzunahme des Caudatumkopfes und die damit verbundene Vergrößerung seiner Ventrikelfläche eine wesentliche Rolle spielt.

Die Verhältnisse im Vorderhorn weichen durchaus von denen in der Cella media und im Unterhorn ab. So ist die Grenze zwischen Hemisphärenstiel und Hemisphärenblase oral vom Foramen Monroi nicht in der Weise vorhanden wie in den caudaleren Ventrikelabschnitten, wo sie durch eine Furche zwischen lateralem Ganglienhügel und Pallium klar markiert ist. Die Furche verstreicht oral, was an allen Ventrikelrekonstruktionen gut zu sehen ist, und man erkennt vom vierten Monat an auch in der Matrix und im Keimlager keine deutlichen Grenzen mehr zwischen Ganglienhügel und Pallium. Im Gegensatz zur Cella media und zum Unterhorn, in deren Wand die Tela chorioidea liegt, besitzt das Vorderhorn keinen Plexus. *Zusammen mit der späten Entstehung des Vorderhornes spricht das alles dafür, daß wir es hier mit einer sekundären Bildung und nicht mit einem Bestandteil des ursprünglichen Hohlraumes der Hemisphäre zu tun haben.*

Das gleiche gilt für das *Hinterhorn,* das ebenfalls keinen Plexus besitzt. Es erscheint während der zweiten Hälfte des dritten Monats als eine leichte rundliche Ausbuchtung am caudalen Ventrikelpol. Während des vierten und fünften Monats führt dann die Veränderung des Ventrikelbodens im Bereiche des Unterhornes zu einer stärkeren Ausprägung des Hinterhornes. Die basale Wand wird hier eingedrückt, so daß am Ventrikelmodell eine konkave Fläche entsteht, die den Hohlraum im Bereich des Trigonums einengt und das Hinterhorn als eine sich leicht verjüngende Aussackung entstehen läßt. Dorsal bleibt die ursprüngliche bogenförmige Kontur des Seitenventrikels bis zum achten oder neunten Monat erhalten, so daß das Hinterhorn noch nicht die bleibende Gestalt eines spitz zulaufenden Spornes gewinnt, sondern noch ein weiter, plumper Hohlraum bleibt.

Obwohl das Hinterhorn genauso wie das Vorderhorn eine sekundäre Bildung darstellt, ist seine Entstehungsweise gänzlich verschieden. Denn während in der Wand des Vorderhornes eine starke und lang anhaltende Proliferation besteht, ist im Hinterhorn eine solche nur mäßig ausgeprägt und die Keimlager sind nur gering ausgebildet.

Schon im fünften Monat läßt hier die Proliferation nach und es beginnt bereits der Matrixaufbrauch. Bei einer so geringen und so frühzeitig nachlassenden Proliferation ist die Entstehung des Hinterhornes durch ein aktives Wachstum nicht wahrscheinlich. Die Einbuchtung des Ventrikelbodens spricht vielmehr dafür, daß der Ventrikel hier eine Verformung erleidet. Die gleiche Mulde wie am Ventrikelboden begegnet uns nämlich an der Basis der Temporo-occipitalregion, welche die Dorsalfläche des Kleinhirns bedeckt. Dieses wölbt sich hier gegen die Hemisphäre vor und ruft die Einsenkung am Hemisphärenboden und zweifellos auch am Ventrikel hervor. Wenn wir uns in diesem Zusammenhang den Vorgang der Rotation im Uhrzeigersinne in Erinnerung rufen, wird verständlich, daß hier anfänglich durch die Vierhügelplatte des Mittelhirnes und später durch das Kleinhirn der Rotationsbewegung ein Widerstand entgegengesetzt wird. Vierhügelplatte und Kleinhirn werden von den Großhirnhemisphären nicht folgenlos überwachsen, sondern sie verursachen an der Hemisphärenbasis eine tiefe Impression und üben damit auf die Form der Hemisphäre einen bestimmenden Einfluß aus. Vor allem die zunehmende Vergrößerung der Kleinhirnhemisphären behindert die Ausdehnung der Großhirnhemisphären, die hier durch den gegeneinander gerichteten Wachstumsdruck von Rotation einerseits und Entfaltung der Kleinhirnhemisphären andererseits verformt werden. Die caudalen Partien der Hemisphäre können so nicht in dem idealen Rotationsbogen der früh entwickelten, tief liegenden Formation auswachsen — auch der spät entwickelte Balken kann der Rotation mit der Neigung des Spleniums nur unvollkommen folgen. Sie werden vielmehr über das Kleinhirn hinweg nach caudal verdrängt. So kommt es zur Ausbildung des Occipitalpoles und des Hinterhornes. Für eine solche Entstehungsweise und gegen ein aktives Auswachsen der Hinterhörner spricht auch ihre Variabilität und ihre häufige Asymmetrie, die man in diesem Ausmaß bei keinem anderen Ventrikelabschnitt antrifft.

Vom vierten Monat an wachsen in stärkerem Maße aus dem Stammbündel und aus dem Stabkranz des Thalamus Fasern in die Wand der Hemisphärenblase ein, so daß die ursprünglich schmale Differenzierungszone zwischen Matrix und Rindenplatte ständig an Breite zunimmt und zum Marklager wird. Dadurch werden die Seitenventrikel mehr und mehr eingeengt und verlieren gänzlich ihre ursprüngliche, mit der Hirnoberfläche korrespondierende Gestalt. Im sechsten Monat hat der Seitenventrikel schon weitgehend die grazile Form gewonnen und durch die Vorwölbung der Ganglienhügel, des Hippocampus und des Calcar avis sein typisches Relief erhalten (Abb. 47 e).

Die Entwicklung des Balkens. Die Balkenentwicklung interessiert uns vor allem in Hinsicht auf die Massenverschiebungen im Bereiche der Hemisphären. Diese werden durch drei Commissurensysteme miteinander verbunden, die bestimmten Hauptabschnitten der Hemisphäre zugeordnet werden können: die Commissura anterior verknüpft vor allem die beiden palaeocorticalen Abschnitte, die Commissura fornicis (Commissura hippocampi) verknüpft die archicorticalen und das Corpus callosum die neocorticalen Anteile beider Hemisphären miteinander.

In der rostralen Wand des Telencephalon impar, die sich dorsal zur „Commissurenplatte" (HOCHSTETTER, 1919) verdickt, sind als erste die Fasern der Commissura anterior in der Mitte des dritten Monats nachzuweisen. Dorsal davon lassen sich gegen Ende des dritten Monats Fasern erkennen, die als erste Anlage der Fornixcommissur und des Balkens anzusehen sind (GOLDSTEIN, 1903, 1904; MARCHAND,

1909; HOCHSTETTER, 1919). HOCHSTETTER (1919) hatte angenommen, daß auch der dorsale Bezirk, der die Fasern des Balkens aufnimmt, durch eine Wandverdickung entsteht und rechnet ihn ebenfalls zur „Commissurenplatte", in der nach seiner Ansicht alle Commissuren kreuzen. Nun haben RAKIC u. YAKOVLEV (1968) das Konzept ZUCKERKANDLS (1901, 1909) von der Verwachsung der medialen Hemisphärenflächen aufgegriffen und an Horizontalschnitten von Gehirnen des dritten und vierten Monats durchaus überzeugend nachgewiesen, daß die dorsale Verdickung der rostralen Wand, die sie als „Massa commissuralis" (ZUCKERKANDL) bezeichnen, durch eine Verschmelzung von Wandanteilen des Telencephalon impar zustandekommt. Im praecommissuralen Bezirk des Archipallius senkt sich die Fissura interhemisphaerica als schmaler, spaltförmiger „Sulcus medianus telencephali medii" ein, in dessen Bereich während der zweiten Hälfte des dritten Monats die Wandflächen miteinander verschmelzen und den Übertritt der Fornix- und Balkenfasern ermöglichen. RAKIC u. YAKOVLEV betonen, daß sich die Commissura anterior und der Balken völlig unabhängig voneinander entwickeln und nicht in einer gemeinsamen Commissurenplatte. Die gute Ausbildung der Commissura anterior in allen Fällen von Balkenmangel ist ein gewichtiges Argument für ihre Auffassung.

Im vierten Monat bilden die Balkenfasern auf Sagittalschnitten eine halbmondförmige Faserplatte, an der man schon die künftigen Abschnitte, Genu, Truncus und Splenium corporis callosi unterscheiden kann (Abb. 49 c). Das Splenium erscheint anfangs leicht nach dorso-caudal aufgerichtet (MARCHAND) und schiebt sich während des vierten und fünften Monats über das Dach des Zwischenhirnes. Erst im sechsten Monat, wenn der Balken den größten Teil des Zwischenhirnes überdeckt, senkt sich das Splenium wieder nach ventral und liegt tiefer als das Balkenknie. Diese caudalwärts gerichtete Ausdehnung des Balkens kommt nicht durch eine Verwachsung der medialen Hemisphärenflächen zustande, wie ZUCKERKANDL (1901, 1905) angenommen hatte, sondern ausschließlich durch das Einwachsen immer neuer Fasermassen in den Balken (GOLDSTEIN, 1904; MARCHAND, 1909; HOCHSTETTER, 1919). Mit seiner Wachstumsrichtung folgt der Balken der Rotationsbewegung der Hemisphäre, in deren Verlauf das Splenium über das Zwischenhirn in seine ventro-caudale Lage wandert und der anfangs kurze und gedrungene Balken zu einer langen, leicht gebogenen Faserplatte in sagittaler Richtung ausgezogen wird. Als Markierung für das Ausmaß dieser Massenverschiebung zwischen dem vierten und siebenten Monat dient uns die Lage des Psalteriums (Commissura fornicis), das am Anfang des vierten Monats oral vom Foramen Monroi liegt und am reifen Gehirn schließlich die Ventralfläche des Spleniums bedeckt. Dieser eindrucksvolle Wechsel der Lokalisation zeigt, daß es sich um eine echte Verlagerung handelt und nicht um eine scheinbare, die durch ein Wachstum im caudalen Bereich des Balkens im Sinne Zuckerkandls vorgetäuscht wird: das Splenium wandert mit dem Psalterium vom Foramen Monroi in seine parieto-occipitale Lage und mit ihm verschieben sich die beiderseits angrenzenden Bereiche der Hemisphären. Das Wachstum der einzelnen Balkenabschnitte zeigt erhebliche Unterschiede (RAKIC u. YAKOVLEV, 1968): während das Genu corporis callosi die größte Massenzunahme in der zweiten Hälfte der Schwangerschaft aufweist, dehnt sich das Splenium am stärksten erst nach der Geburt aus; auch im Truncus corporis callosi setzt die Dickenzunahme erst nach der Geburt ein.

Die Ansichten von HOCHSTETTER (1919) und von RAKIC u. YAKOVLEV (1968) über die Ausbildung des Septum pellucidum und des Cavum septi pellucidi weichen wiederum grundsätzlich voneinander ab. Nach HOCHSTETTER wird die Commissuren-platte durch das Auswachsen des Balkens nach caudal ausgezogen und zum Septum pellucidum verdünnt. Dabei kommt es zu einer Gewebsatrophie und zur sekundären Hohlraumbildung, möglicherweise als Folge der mechanischen Beanspruchung, der das Septum bei der Entwicklung des Balkens ausgesetzt ist. Eine ähnliche Auffassung vertritt SOLCHER (1968), der an einem größeren Fetenmaterial die Bildungsweise des Cavum septi pellucidi verfolgen konnte: im Bereiche eines zelldichten Streifens in der Mittellinie des Septums fand er zahlreiche kleine Spalträume, die mit Blut und Serum gefüllt waren. Bei älteren Feten waren die Spalträume größer und vereinigten sich schließlich zu einem großen Hohlraum, dem Cavum septi pellucidi. Nach RAKIC u. YAKOVLEV dagegen handelt es sich beim Cavum septi pellucidi um den Sulcus medianus telencephali medii, der von ventro-oral als taschenförmige Spalte in das Septum hineinragt und durch eine Verschmelzung der Wandflächen bei der Bildung des Rostrums verschlossen wird.

Die Entwicklung der Fissura Sylvii. An der Oberfläche der Hemisphäre macht sich lateral schon im dritten Monat eine geringe Einsenkung bemerkbar, die durch die zunehmende Vorwölbung der caudal davon gelegenen Hemisphärenpartie, der künftigen Temporalregion betont wird. Es handelt sich um die Inselregion, die gegenüber den angrenzenden neopallialen Bezirken im Wachstum zurückbleibt und als Fossa Sylvii allmählich opercularisiert wird. Während des fünften Monats wölben sich im caudalen Abschnitt der anfangs seichten Fossa Sylvii die Ränder der benachbarten Hemisphärenpartie steil empor, so daß eine klare Markierung der Grube entsteht (Sulcus circularis Reilii), die nunmehr eine nach caudal spitz zulaufende, dreieckige Fläche bildet. Sie wird während des sechsten und siebenten Monats vom partietalen und temporalen Operculum überwachsen und die offene Grube wird so zu einem Spalt, der Fissura Sylvii geschlossen. Die Entwicklung des frontalen Operculums bleibt dagegen deutlich zurück und noch beim Neugeborenen bedeckt das frontale Operculum den Grund der Sylviischen Grube nur unvollständig. *Die späte Entwicklung des Frontallappens wird also auch an der heterochronen Ausbildung der Opercula deutlich.* SPATZ bezeichnet die Einsenkung der Inselregion als „Retraction", die Opercularisation als „Suppression"; beide Vorgänge sind Phasen der „Internation" (im Sinne von REMANE).

Die Entwicklung des Windungs- und Furchenreliefs. Als früheste Furchen des Neopalliums treten die Fissura calcarina und der Sulcus parieto-occipitalis während des fünften Monats auf. Von Gehirn zu Gehirn bestehen dabei erhebliche zeitliche Variationen und es ist auch nicht immer einfach, die frühesten Furchen von den „transitorischen Furchen" des vierten Monats zu unterscheiden. Die transitorischen Furchen werden von manchen Autoren als temporäre Bildungen der normalen Entwicklung angesehen. HOCHSTETTER dagegen bezeichnete sie mit Recht als Kunstprodukte bei schlecht erhaltenen Gehirnen. In manchen Gehirnen findet man die Fissura calcarina früher angelegt als den Sulcus parieto-occipitalis, in anderen dagegen umgekehrt. Es ist sehr wohl möglich, daß das erste Auftreten dieser Furchen mit der erwähnten Ausdehnungsbehinderung der Großhirnhemisphäre durch das Kleinhirn in ursächlichem Zusammenhang steht. Die Einfaltung der Fissura calcarina in den Ventrikel als Calcar avis und ein ähnlicher transitorischer Buckel im ventrikulären Bereich des Sulcus parieto-occipitalis, der von manchen Autoren beschrieben wird, sprechen jedenfalls für eine von der allgemeinen Furchenbildung abweichende Entwicklungsweise.

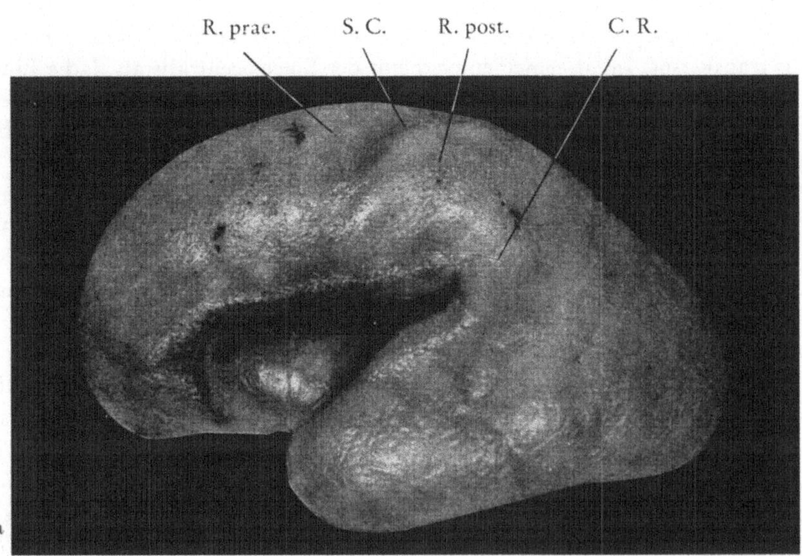

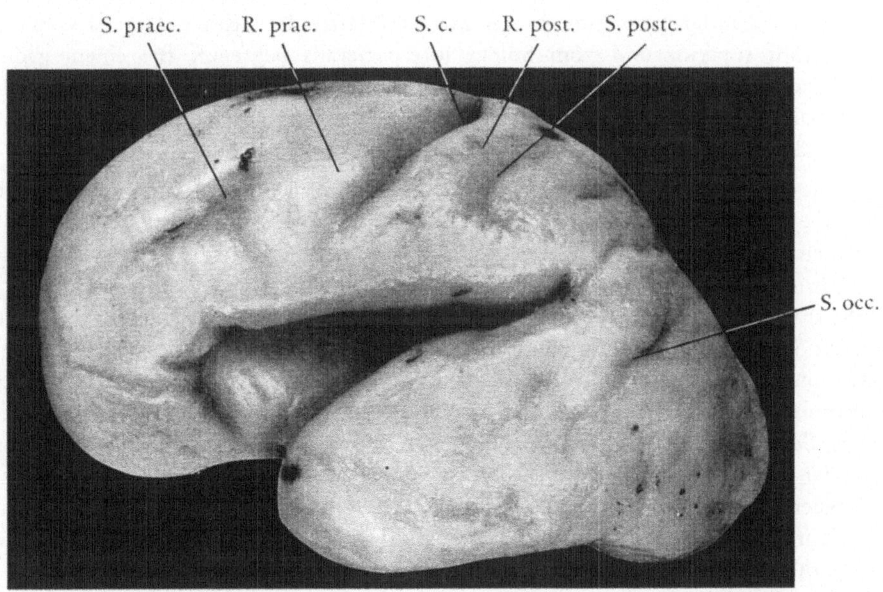

Abb. 48. a Hemisphäre eines Feten aus dem sechsten Monat (normale Größe). Die Zentralfurche zeichnet sich als eine seichte Mulde ab; die Präzentralregion, Postzentralregion und der caudale Rand der Fossa Sylvii, der dem periinsulären Segment entspricht, prominieren. b Hemisphäre eines Feten aus dem siebenten Monat (normale Größe). Mit stärkerer Vorwölbung der prominierenden Gebiete fallen die Ränder steiler ab und es entstehen so der Sulcus praecentralis, der Sulcus postcentralis und der Sulcus occipitalis transversus. *CR* caudaler Rand der Fissura Sylvii, *R. post.* Regio postcentralis, *R. prae.* Regio praecentralis, *S. c.* Sulcus centralis, *S. occ.* Sulcus occipitalis transversus, *S. postc.* Sulcus postcentralis, *S. praec.* Sulcus praecentralis

Während der ersten Hälfte des sechsten Monats erscheinen dann auch an der Konvexität der Hemisphäre die ersten Furchen: der Sulcus centralis und der Sulcus occipitalis transversus. Im allgemeinen erscheint der Sulcus centralis als flache Einsenkung etwas früher. Doch wurde auch ein Auftreten des Sulcus occipitalis transversus beschrieben, bevor die Zentralfurche sichtbar war (H. H. MEIER, 1937). Diese früheste Furchung der bisher glatten Konvexität (von der Fissura interhemisphaerica und Fissura Sylvii abgesehen) ist von besonderem Interesse, da man aus ihr Rückschlüsse auf die Furchenbildung überhaupt ziehen kann. Die fetalen Hemisphären des sechsten Monats (Abb. 48 a) zeigen ein Prominieren der Zentralregion und der caudalen Ränder der Fissura Sylvii. Die Zentralfurche bildet sich offensichtlich als Folge der zunehmenden Vorwölbung der Präzentral- und Postzentralregion. Ebenso erscheint der Sulcus occipitalis transversus als Resultat des prominierenden parieto-temporalen Randes der Fissura Sylvii. Schon am Anfang des sechsten Monats wölbt sich dieses Gebiet vor, wobei seine Ränder aber noch sanft abfallen (Abb. 48 a). Bei einem stärkeren Vorwulsten werden die Ränder jedoch steiler und lassen eine deutliche Rinne entstehen, eben den Sulcus occipitalis transversus (Abb. 48 b). An der gleichen Hemisphäre sind durch denselben Vorgang auch der Sulcus centralis tiefer und seine Ränder steiler geworden. Das zunehmende Prominieren der Zentralregion führt schließlich zu einer Furchenbildung an ihrer oralen und caudalen Grenze, zum Auftreten des Sulcus praecentralis und des Sulcus postcentralis. Die prominierenden Ränder der Sylviischen Grube werden in der zweiten Hälfte des sechsten Monats vom Sulcus temporalis superior und vom Sulcus interparietalis begrenzt. Bei einem größeren Material, wie es RETZIUS u. H. H. MEIER vorlag, lassen sich Variationen sowohl in der Reihenfolge als auch im Zeitpunkt des Auftretens feststellen, ohne daß dabei aber grundsätzliche Abweichungen auffallen würden.

Die topographische Beziehung der Furchen zu den prominierenden Rindenbezirken und die zeitliche Folge ihres Auftretens im Zusammenhang mit dem Prominieren dieser Partien lassen jedenfalls keinen Zweifel daran, daß die Furchen das Resultat lokal umschriebener Vorwölbungen an der Hemisphäre sind, wie es schon HOCHSTETTER (1924) betont hatte. Ein Vergleich der prominierenden Regionen mit unseren Rekonstruktionen der Rindendifferenzierung im fünften und sechsten Monat (Abb. 26, 34) läßt unschwer erkennen, daß es sich genau um die am frühesten geschichteten Rindenabschnitte handelt, nämlich um die Prä- und Postzentralregion und um die „periinsulären Segmente". Das Zusammentreffen von Schichtenbildung der Rinde und Auftreten der ersten Windungen ist nicht zufällig, denn die Differenzierung des Cortex führt zu einer außerordentlich starken Volumenzunahme. Die undifferenzierten Zellen liegen anfangs dicht gepackt in der Rindenplatte, bis im Verlaufe der Differenzierung die Achsenzylinder auswachsen und sich ein ungeheures Netzwerk von Dendriten entwickelt. Die Nervenzellen rücken dadurch immer weiter auseinander und der erforderliche Raum übersteigt die Ausdehnung der zelldichten Rindenplatte um ein Vielfaches. Wie CONEL (1939, 1947, 1951, 1963) gezeigt hat, dauern diese Differenzierungsvorgänge, insbesondere die fortschreitende Aufzweigung der Dendriten, über die Geburt hinaus bis in die ersten Lebensjahre. Das Auftreten der Hirnwindungen wird also nach unserer Ansicht durch die topographisch und zeitlich unterschiedlich auftretenden Differenzierungsvorgänge und die damit verbundene Expansion umschriebener Rindenbezirke bedingt. Dabei wölben sich die früh entwickelten Regionen über die noch undifferenzierten Partien und die später ausdifferenzierenden drängen sich dann gegen die vorausgeeilten Bezirke. Nicht ohne Einfluß sind sicherlich auch die großen Massenbewegungen der Hemisphäre: die späte Expansion des Frontallappens und die bekannte caudalwärts gerichtete Bewegung der Hemisphäre.

Die hier vorgetragene Auffassung von der Entstehung des Windungsreliefs wurde im Prinzip von MIHALKOWICZ (1877), von HOCHSTETTER (1924), von SPATZ (1964) und STARCK (1965) vertreten: die Primärfurchen entstehen durch lokale Erhebungen der Windungen der Hemisphärenrinde. Da diese Ansicht auch heute noch keine allgemeine Anerkennung gefunden hat, müssen wir noch auf einige andere Theorien der Windungsbildung eingehen. Eine völlig andere Deutung brachten SCHAFFER (1918, 1923) und LANDAU (1923), indem sie die Furchen als Spaltbildungen ansahen, die sich in die glatte Oberfläche der Hemisphäre einsenken sollen. Danach bildet die äußere Körnerschicht der Rinde angeblich in die Tiefe gerichtete Keile, in deren Bereich die Zellen dann zerfallen und nach außen klaffende Furchen entstehen lassen. RANKE (1910) und BIELSCHOWSKY (1915) brachten die Retziusschen Wärzchen mit der Windungsbildung in Zusammenhang. BIELSCHOWSKY nahm an, daß sich die Windungen zwar nach außen vorwölben, daß aber das aktive Wachstum in der Tiefe der Furchen stattfinde, weil da die für die Proliferation wichtigen ernährenden Gefäße liegen. Die im Furchengrund neugebildeten Zellen sollen sich dann aus den Windungstälern in Richtung auf die Windungskuppen vorschieben und so die zunehmende Vorwölbung der Hirnwindungen hervorrufen.

HOCHSTETTER (1924) wies darauf hin, daß die Autoren durchweg an schlecht erhaltenen Gehirnen gearbeitet hatten und ihren Theorien postmortale Veränderungen zugrunde gelegt hatten: SCHAFFER und LANDAU hatten die transitorischen Furchen des dritten und vierten Monats, RANKE und BIELSCHOWSKY die Retziusschen Wärzchen als normale Bildungen angesehen. Bei den Retziusschen Wärzchen (auch als „Status verrucosus" bezeichnet) handelt es sich genauso wie bei den transitorischen Furchen um postmortale Veränderungen (HOCHSTETTER, 1898; LÖWY, 1914), die STREETER (1907) an Schweineembryonen erzeugen konnte, indem er sie verschieden lange Zeit unfixiert liegen ließ. Solche Fehler konnten den genannten Autoren unterlaufen, weil sich ihre Untersuchungen auf die histologische Bearbeitung der Bezirke beschränkten, in denen sie eine beginnende Furchenbildung zu erkennen glaubten. Man kann jedoch nur bei gleichzeitiger Berücksichtigung von histologischer Struktur und makroskopischer Topographie eine Vorstellung von der Entstehungsweise der Furchen und Windungen gewinnen.

Gegen Ende des sechsten Monats und im Verlaufe des siebenten Monats vertiefen und verlängern sich die schon bestehenden Furchen und es treten weitere hinzu: der Sulcus frontalis inferior, der Sulcus temporalis inferior und etwas später der Sulcus frontalis medialis. An der Unterfläche des Frontal- und Temporallappens, im Bereich des basalen Neocortex, tritt die Furchenbildung am spätesten auf (RETZIUS, 1896; SPATZ, 1965). Im achten Monat sind dann alle konstant nachweisbaren Hauptfurchen (auch Primärfurchen genannt) vorhanden und gegen Ende des achten Monats und während des neunten Monats bilden sich vorwiegend nur noch Verzweigungen und Verbindungen der vorhandenen Furchen aus (die variablen Sekundärfurchen), so daß das Relief der Hemisphärenoberfläche nun seine Regelmäßigkeit verliert und das verwirrende und sehr variable Bild des fertigen Großhirns zustande kommt (RETZIUS, 1896; H. H. MEIER, 1937).

Der Palaeocortex

Die grauen Bezirke des Palaeocortex treten in der Entwicklung schon sehr früh auf. Bereits im zweiten Entwicklungsmonat können wir an der Basis der Hemisphäre als erste Anlage des Palaeocortex eine diffuse Zellkondensation feststellen, die sich caudal an den Bulbus olfactorius anschließt und anfangs den größten Teil des Hemisphärenbodens ausmacht. Aus diesem basalen Hemisphärenteil entwickeln sich später die Regio retrobulbaris, das Tuberculum olfactorium, das Diagonale Band Brocas und die Septumregion. Caudal erstreckt sich die palaeocorticale Zone bis zur Regio periamygdalaris und bis zum Nucleus amygdalae, den wir ebenfalls zum Palaeocortex rechnen, obwohl er streng genommen keine Rindenformation darstellt. Die Ausbildung von Rinden- und Kernformationen ist in diesem phylogenetisch alten Hemisphärenteil nicht immer eindeutig und FILIMONOFF (1947) spricht mit Recht von einem „Cortex semiseparatus", also von einem Cortex, der nicht vollständig von seiner ventrikulären Ursprungsstätte abgetrennt ist. Diese Verhältnisse finden wir nicht nur im Amygdala-Komplex, sondern auch im Septum und im Tuberculum olfactorium, dessen Grau mit dem in der Tiefe liegenden Nucleus accumbens verbunden ist. Die aufgezählten basalen Formationen haben als gemeinsames Ursprungsgebiet eine Matrixzone, die den Boden des Seitenventrikels bedeckt und die sich durch ihre besondere Struktur von anderen Wandabschnitten des Ventrikels unterscheidet; GRÜNTHAL (1952) bezeichnet sie als „hypothalamische Matrix des Endhirns".

Das ventrikuläre Ursprungsgebiet des Palaeocortex. Im fertigen Gehirn liegt der Palaeocortex, mit Ausnahme des Septumareals und des Nucleus amygdale, der Außenfläche des Corpus striatum an und hat keinerlei Beziehung zum Ventrikel mehr. Aus diesem Grunde nahm M. ROSE (1926, 1928) einen besonderen Entstehungsmodus für diese Cortexabschnitte an. Er glaubte, daß sowohl das Striatum als auch der Palaeocortex aus dem Ganglienhügel entstünden, den er nicht in einen medialen und einen lateralen Anteil untergliederte. Danach würde also der gleiche Matrixabschnitt das Zellmaterial für den am äußeren Rande gelegenen Palaeocortex und für das ventrikelnahe Striatum abgeben. Diesen Cortex, der nach ROSES Vorstellung nur die Hälfte des ausgewanderten Zellmaterials empfängt, bezeichnete M. ROSE als „Cortex semiparietinus". Er verglich die Lage seiner „semiparietinen Rinde" mit den Verhältnissen am Nucleus amygdalae, der zum Teil von der Rinde der Regio periamygdalaris umgeben wird, und glaubte auch für das Striatum und die „semiparietine Rinde" die gleiche genetische Verwandtschaft annehmen zu können, wie sie für den Nucleus amygdalae und die Regio periamygdalaris bekannt ist.

Im Gegensatz zum Cortex semiparietinus empfängt der „Cortex totoparietinus" das gesamte Zellmaterial des entsprechenden Wandabschnittes. ROSE faßt in dieser Rindenart den Isocortex, den Archicortex und die retrobulbären Formationen zusammen. Letztere beziehen ihr Zellmaterial aus dem Wandbezirk des Ventriculus olfactorius. Die Inselrinde schließlich soll ihre Neuroblasten z. T. vom Matrixabschnitt der totoparietinen Rinde und z. T. vom Matrixabschnitt der semiparietinen Rinde erhalten und wird deshalb von ROSE als „Cortex bigenitus" bezeichnet. ROSE unterscheidet also nach der unterschiedlichen Entstehungsweise grundsätzlich drei verschiedene Cortexformen: den „Cortex totoparietinus", den „Cortex semiparietinus" und den „Cortex bigenitus", wobei der Cortex totoparietinus, je nachdem ob sich seine Rindenplatte spaltet oder nicht, weiter in einen Cortex schizoprotoptychos und einen Cortex holoprotoptychos zerfällt.

Obwohl es durchaus der richtige Weg war, die verwirrende Vielfalt der allocorticalen Bezirke nach ihrer ontogenetischen Entwicklung zu ordnen und ROSE diesen Weg konsequent gegangen ist, können wir ihm in seiner Einteilung der Rindenformen nicht folgen. Schon auf den ersten Blick fällt es auf, daß bei ihm völlig verschiedene Rindenformen zusammengefaßt werden, wie Archicortex, Isocortex und Regio retrobulbaris des Riechhirns, während andere zusammengehörige Abschnitte, die gleichzeitig und in genetischer Abhängigkeit reifen, auseinandergerissen werden, wie z. B. die Regio retrobulbaris einerseits und das Tuberculum olfactorium und die Septumregion andererseits. *Nach unserer Ansicht erhält jeder graue Bezirk der Hemisphäre, sei es nun Rinde oder Kern, das gesamte Zellmaterial aus dem zugehörigen Matrixabschnitt.* Die Bildungsweise ist in dieser Hinsicht für alle grauen Gebiete gleich, sie sind alle „totoparietin". *Für eine solche Annahme spricht die Tatsache, daß in frühen Entwicklungsstufen alle Rindenbezirke topographische Beziehungen zum Seitenventrikel haben und daß sich die Zugehörigkeit bestimmter Matrixabschnitte zu bestimmten grauen Zentren aufgrund der synchronen Differenzierung beider nachweisen läßt.*

Genauso wie die Anlage des Palaeocortex die Basis der primitiven Hemisphäre bedeckt, bildet die zugehörige Matrix den Boden des Ventrikels und beide liegen ursprünglich direkt übereinander (Abb. 3, 5). Mit der Massenzunahme des Hemisphärenstieles wird der Abstand zwischen der Ventrikelmatrix und der Cortexanlage am Rande zunehmend größer, ohne daß jedoch die Verbindung zwischen beiden unterbrochen würde. Abb. 52 b gibt die Verhältnisse schematisch wieder, wie sie während des dritten Monats herrschen. Die Verbindung zwischen palaeocorticaler Matrix und Palaeocortex geht erst im vierten Monat mit der Volumenzunahme des Corpus striatum verloren. Durch sie wird die anfangs breite basale Ventrikelfläche (Abb. 3 u. 8) zum schmalen Angulus ventralis (KUHLENBECK) eingeengt (Abb. 16) und die ursprünglich am Ventrikelboden gelegene Matrix des Palaeocortex kommt auf die mediale Fläche des Striatumwulstes zu liegen, wo sie als „medialer Ganglienhügel" imponiert. Schon KUHLENBECK (1927) fiel der Strukturunterschied auf, der diese mediale Partie vom Nucleus caudatus unterscheidet. Er sieht darin ein Homologon des Nucleus basalis der niederen Vertebraten, das sich am Boden des Angulus ventralis in den Nucleus accumbens fortsetzt; es handelt sich dabei genau um den Wandabschnitt des Ventrikels, den wir als Ursprungsgebiet des Palaeocortex ansehen. Abb. 52 c gibt die entsprechende Topographie im vierten Monat wieder und entspricht annähernd dem auf Abb. 16 wiedergegebenen Schnitt. Man sieht auf ihm im Bereich des Angulus ventralis, wie das Zellmaterial des medialen Ganglienhügels fließend in die grauen Bezirke des Palaeocortex übergeht. Das Corpus striatum dagegen ist vom Grau des Palaeocortex getrennt. Diese Grenze ist nicht etwa nur durch Faserbündel gebildet, wie auf Abb. 16, sondern sie ist schon früher durch ein zellarmes Areal zwischen beiden Bezirken markiert.

Mit der mächtigen Verdickung des Hemisphärenstieles, durch den nun die auf- und absteigenden Fasermassen der corticalen Bahnen verlaufen, wird die Matrix des Palaeocortex völlig von den zugehörigen grauen Bezirken getrennt und gleichzeitig im Verlaufe der Rotation zu einem halbkreisförmigen Segment ausgezogen, das vom Abgang des Riechlappens bis zur Ventrikelfläche des Nucleus amygdalae reicht. In seinem Bereich erfährt die Matrixzone, genauso wie im oralen rhinencephalen Areal, eine erhebliche Verbreiterung, während sie dazwischen sehr schmal ist. Sie läßt sich jedoch in ihrem gesamten Verlauf aufgrund ihrer Struktur von der Zone des

Striatums unterscheiden, und zwar auch dort, wo die Trennung der beiden Abschnitte durch einen Sulcus fehlt.

Diese Zusammenhänge hat schon JOHNSTON (1909, 1918) erkannt, nur daß er nicht von Ganglienhügel und von Matrixzone sprach, sondern vom Nucleus caudatus und vom Verlauf der Stria terminalis. Der Nucleus caudatus, so sagt JOHNSTON, bestehe aus einem dorsalen und einem ventralen Teil, von denen der letztere enge Beziehungen zu den olfactorischen und den parolfactorischen Kernen haben soll. Es handelt sich bei dem „ventralen Teil des Nucleus caudatus" um nichts anderes als um die palaeocorticale Matrixzone, d. h. um den medialen Ganglienhügel. Auch die Formveränderung, die wir während der Ontogenese beobachten konnten, beschreibt JOHNSTON aufgrund vergleichend anatomischer Studien. Eingebettet in den „ventralen Teil des Nucleus caudatus" liegt die Stria terminalis, ein Faserbündel, das bei primitiven Vertebraten in einem geradlinigen, kurzen Verlauf die oralen und caudalen olfactorischen Zentren miteinander verbindet. JOHNSTON zeigte, wie die Stria terminalis infolge der Vergrößerung der Inneren Kapsel verlängert wird und dem Ventrikelboden folgend einen großen, dorsalwärts gerichteten Kreisbogen beschreibt. Es ist die gleiche Veränderung, die die palaeocorticale Matrixzone in ihrem Verlauf vom oralen Bereich des Tuberculum olfactorium bis zur Ventrikelfläche des Nucleus amygdalae durchmacht. Bei dem grauen Bezirk, der die Stria terminalis begleitet und der von JOHNSTON als „Nucleus of the bed of the stria terminalis" bezeichnet wird, handelt es sich um nichts anderes als um das restliche Keimlager des medialen Ganglienhügels.

Die Matrix des Palaeocortex, die den medialen Ganglienhügel und den Angulus ventralis bedeckt, unterscheidet sich durch ihr eigenartiges Verhalten während der Entwicklung von den übrigen Matrixabschnitten. Eine geringe Zellmigration beginnt in ihrem Bereich zwar sehr frühzeitig, wir finden schon in der Mitte des zweiten Monats eine schmale Differenzierungszone mit den von HUMPHREY (1967) beschriebenen Zellinseln (Abb. 3), aber es setzt nie eine regelrechte Migrationsphase ein, in der die Matrixkontur infolge der massenhaften Zellauswanderung verschwindet. Während der Entwicklung beobachten wir weder eine scharfe Grenze noch einen fließenden Übergang zum Keimlager, sondern das gleichbleibende Bild einer breiten und mäßig vom Keimlager abgehobenen Matrix. Erst vom sechsten Monat an wird ihre Kontur schärfer und während des siebenten Monats tritt dann auch eine gewisse Verschmälerung auf, die zur Umwandlung in embryonales Ependym überleitet. Vom dritten Monat an entsteht unter der Matrix ein breites Keimlager, das infolge seiner außerordentlich dichten Zellagerung intensiv dunkel erscheint und sich deutlich vom Keimlager des Striatumabschnittes abhebt.

Das gleiche Verhalten der Matrix finden wir auch im Wandabschnitt des Hypothalamus, wo ihre Entwicklung ebenfalls keine Phasen erkennen läßt, sondern nur das Bild einer ständigen, mäßigen Zellmigration zeigt (KAHLE, 1957). Schon JERZY ROSE (1942), MACCHI (1951) und GRÜNTHAL (1952) haben darauf hingewiesen, daß die Regio praeoptica des Hypothalamus ohne Grenze in den Riechhirnkomplex übergeht und die Matrix beider Teile durchaus die gleiche Beschaffenheit aufweist. GRÜNTHAL folgerte daraus, daß im primitiven Prosencephalon Hypothalamus und Rhinencephalon eine einheitliche Zone darstellen. Die Übereinstimmung, die das Verhalten der Matrix in beiden Bereichen zeigt, spricht unbedingt für eine solche Annahme.

Die Differenzierung des Palaeocortex. Wenn sich im zweiten Monat der Bulbus olfactorius zu bilden beginnt, ist die Differenzierungszone der Hemisphärenbasis im

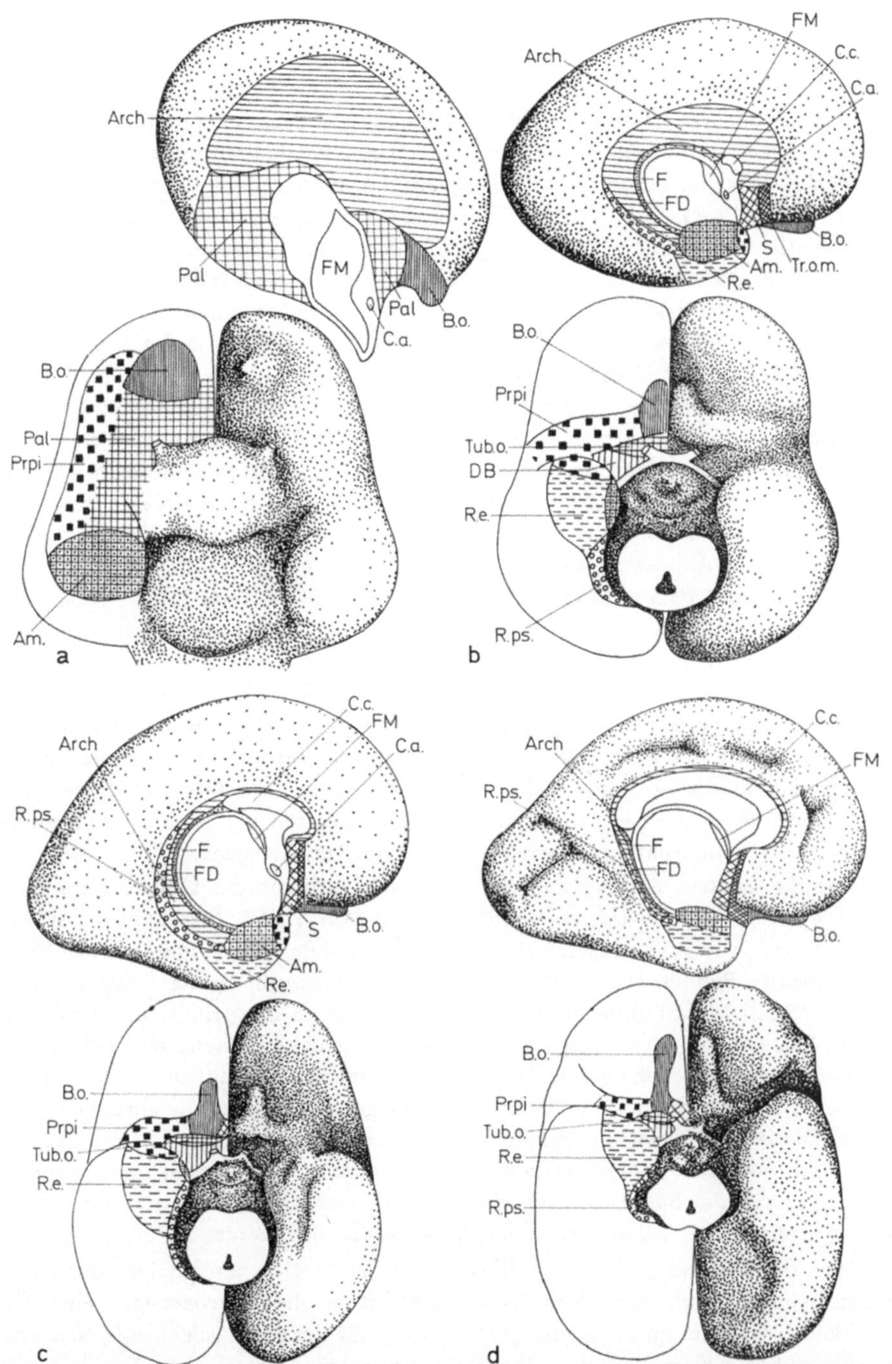

Abb. 49. Halbschematische Darstellung der Entwicklung von Palaeocortex und Archicortex, modifiziert nach MACCHI (1951). *Arch* Archicortex, *Am* Regio periamygdalaris, *B. o.* Bulbus olfactorius, *C. a.* Commissura anterior, *C. c.* Corpus callosum, *DB* Diagonales Band u. caudales Tuberculum olf., *F* Fornix, *FD* Fascia dentata, *FM* Foramen Monroi, *Pal* Palaeocortex, *Prpi* Regio praepiriformis, *R. e.* Regio entorhinalis, *R. ps.* Regio praesubicularis, *S* Septum, *Tub. o.* Tuberculum olfactorium. a Zweiter Monat, Vergrößerung 12fach; b dritter Monat, Vergrößerung 2fach; c vierter Monat, Vergrößerung 1,7fach; d sechster Monat, Verkleinerung 1,5fach

Vergleich zu den übrigen Teilen der Hemisphäre außerordentlich breit (Abb. 5). Es ist der Wandabschnitt des Palaeocortex, der in der Entwicklung vorauseilt und in diesem Stadium den größten Teil des Hemisphärenbodens einnimmt. Während des dritten und vierten Monats wölbt sich das Tuberculum olfactorium nach außen vor, so daß die Topographie etwas an die bei Makrosmatikern erinnert, worauf schon KUHLENBECK (1927) und MACCHI (1951) aufmerksam gemacht haben. Die den Makrosmatikern vergleichbaren Verhältnisse bleiben bis in den fünften Monat hinein bestehen: die spätere Stria olfactoria lateralis umgreift als relativ breiter Gyrus olfactorius lateralis das Tuberculum und die Endigungsstätte ihrer Fasern, der Lobus piriformis der Makrosmatiker, nimmt als Gyrus semilunaris und Gyrus ambiens noch einen Teil an der Oberfläche der Hirnbasis ein. Das starke Wachstum des Neopalliums, das während des dritten Monats einsetzt, verändert dann in zunehmendem Maße die Topographie des Hemisphärenbodens. Im Verlaufe der Rotation schiebt sich der Temporallappen von caudal gegen den Palaeocortex vor, so daß dessen caudalen Anteile, in erster Linie der Nucleus amygdalae, dadurch auf die temporale Hemisphärenfläche zu liegen kommen und während des dritten und vierten Monats den „Temporalpol" bilden (Abb. 49 a—d).

Im Bereich des Palaeocortex tritt während der Entwicklung keine Rindenplatte auf. Lediglich die Regio praepiriformis zeigt als Vorstufe ihrer späteren Rinde eine rindenplattenartige Anhäufung von Zellen am äußeren Rande der Differenzierungszone (FEREMUTSCH, 1952, 1962; MACCHI, 1951). Im Tuberculum olfactorium, dem Diagonalen Band Brocas, im Septum und im Amygdala-Komplex findet man bis in die zweite Hälfte des dritten Monats, von einzelnen Verdichtungen abgesehen, eine ziemlich gleichmäßige Zelldichte, die von der Matrix bis zur Oberfläche der Hemisphäre reicht. Wie schon erwähnt haben wir hier Zentren vor uns, die zum großen Teil einen Übergangscharakter zwischen Kern und Rinde zeigen.

Ende des dritten, Anfang des vierten Monats beginnt die Differenzierung der palaeocorticalen Zentren (MACCHI, 1951). HUMPHREY (1967) beschreibt zwar schon bei Embryonen von 9,5 mm Gesamtlänge das Tuberculum olfactorium und die Anlage des Diagonalen Bandes, aber eine solche detaillierte Untergliederung erscheint uns bei so frühen Stadien nicht sicher und wir grenzen daher an der primitiven Hemisphäre nur den Palaeocortex als Ganzes ab. Erst zum oben genannten Zeitpunkt läßt sich das Diagonale Band vom Tuberculum olfactorium abgrenzen, gewinnt die Regio praepiriformis ihre typische Struktur und treten im Amygdala-Komplex die einzelnen Kerne hervor. Die letzteren machen während der weiteren Entwicklung die stärksten Veränderungen von allen palaeocorticalen Gebieten durch. MACCHI hebt zwei davon besonders hervor: die Supprimierung des Nucleus amygdalae durch das Neopallium und die heterochrone Volumenzunahme der verschiedenen Kerne.

Durch die Entfaltung des Neopalliums wird der Nucleus amygdalae vom vierten Monat an in die Tiefe verdrängt. Es handelt sich um die „Introversion" eines früh entwickelten Gebietes im Sinne von SPATZ (1949). Da der sich ausdehnende Neocortex offenbar auf die Kerne an der Oberfläche einen besonders starken Druck ausübt, kommt es nicht einfach zu einer Supprimierung, sondern zu einer regelrechten Einrollung des Gebietes. Dabei wird der ursprünglich an der Medianfläche des Temporallappens liegende Nucleus corticalis, der als Gyrus semilunaris an der Hirnbasis gut sichtbar ist, eingerollt und kommt in eine dorsale Position. Die ursprünglich medial gelegenen Nuclei centralis und medialis rücken weiter nach lateral, während Basal-

und Lateralkern mehr medial von ihnen zu liegen kommen. Es erfolgt so eine Drehung des ganzen Amygdalakomplexes, die ein eindrucksvolles Beispiel dafür ist, wie das heterochrone Wachstum das Zustandekommen der bleibenden Architektonik beeinflußt.

Das zeitlich verschiedene Wachstum der Kerne betrifft einerseits den Zentral- und Mediankern, die nach dem sechsten Monat im Wachstum zurückbleiben, und anderer-

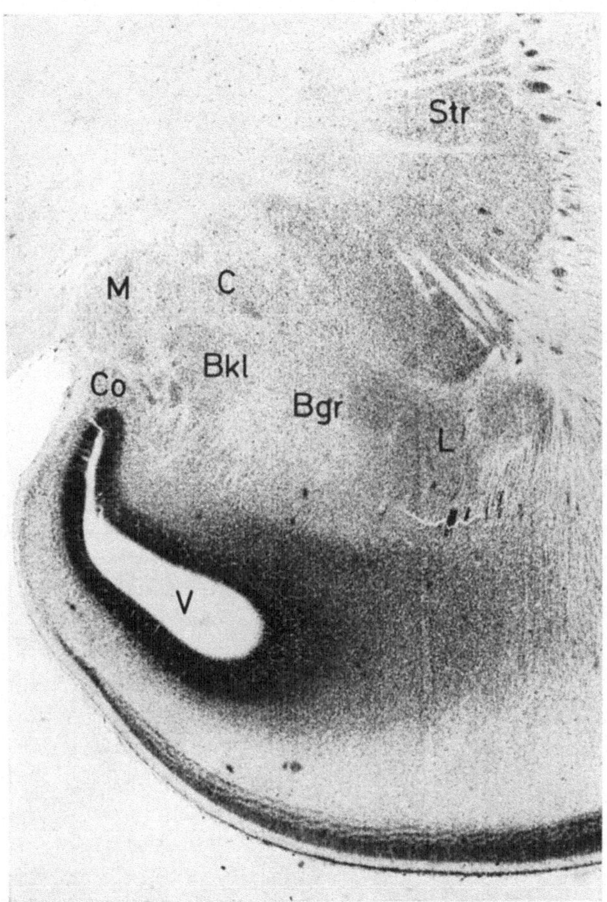

Abb. 50 a. Die Entwicklung des Nucleus amygdalae. a Amygdala-Komplex bei einem Embryo aus dem vierten Monat von 116 mm Sch.-St.-Länge (H. E.-Färbung, Vergrößerung 24fach)

seits den Basal- und Lateralkern, die erheblich an Größe gewinnen. MACCHI führt die späte Vergrößerung des Basal- und Lateralkernes auf funktionelle Beziehungen der Kerne zum Neocortex zurück, der sich im gleichen Zeitraum entfaltet. Danach könnten sich also auch innerhalb des Palaeocortex Zentren noch später progressiv entwickeln, wenn sie mit neencephalen Zentren in funktioneller Verbindung stehen. Für den großzelligen Teil des Basalkernes im Nucleus amygdalae kann man das wohl annehmen. Die Befunde MACCHIS stehen im Einklang mit den Untersuchungen von BROCK-

HAUS (1940). Während im sechsten Monat noch keine reifen Nervenzellen im Nucleus amygdalae nachweisbar sind (HILPERT, 1927), fand BROCKHAUS im achten Monat unterschiedliche Reifungsbezirke: im Medial- und Zentralkern zeigen die Nervenzellen schon Fortsätze und die Lagerung der Zellen entspricht der reifen Architektonik; im mikrozellulären Teil des Basalkernes und vor allem im Lateralkern ist dagegen die Differenzierung der Nervenzellen noch weit zurück.

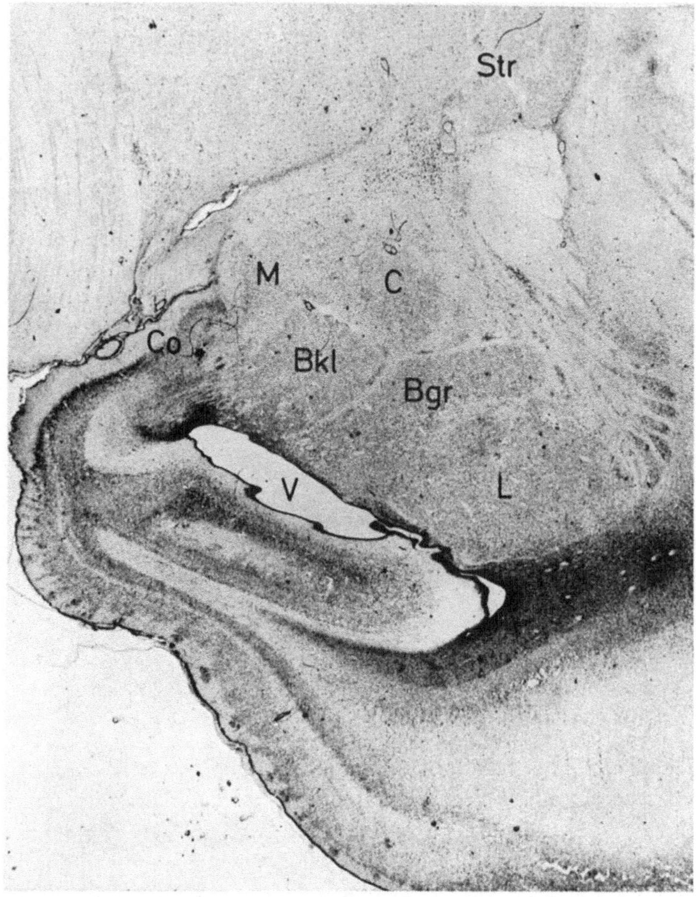

Abb. 50 b. Amygdala-Komplex bei einem Feten aus dem achten Monat (Nissl-Färbung, Vergrößerung 9fach). *Bgr* großzelliger Teil des Nucleus basalis, *Bkl* kleinzelliger Teil des Nucleus basalis, *C* Nucleus centralis, *Co* Nucleus corticalis, *L* Nucleus lateralis, *M* Nucleus medialis, *Str* Striatum, *V* Ventrikel

In der oralen Region des Palaeocortex sind die Veränderungen während der weiteren Entwicklung gering, abgesehen vom Auftreten der *Cajellaschen* Inseln im Tuberculum olfactorium im sechsten Monat (MACCHI, 1951). Die Region bleibt vom vierten Monat an gegenüber den angrenzenden neocorticalen Gebieten, insbesondere gegenüber dem frontalen Anteil des basalen Neocortex, im Wachstum zurück: das Tuberculum olfactorium sinkt in die Tiefe, der Gyrus olfactorius lateralis wird zur dünnen Stria olfactoria lateralis und die ganze Region, die im zweiten Monat fast die gesamte Hemisphärenbasis ausmachte, nimmt schließlich nur noch einen Bruchteil derselben ein.

Die Regio praepiriformis, die den Gyrus olfactorius lateralis und die Basis der Insel bedeckt, ist der einzige Abschnitt des Palaeocortex, in dem sich eine primitive Rinde entwickelt. Als Vorstufe der Rinde treten unter dem Randschleier sehr dichte, rindenplattenartige Zellhaufen auf (Abb. 11). Wegen dieser für den Palaeocortex ungewöhnlichen Bildungsweise hat FEREMUTSCH (1952, 1962) den praepiriformen Cortex vom Palaeocortex abgetrennt und ihm als „Übergangscortex" zwischen Neocortex und Palaeocortex („NP") eine Sonderstellung zugewiesen. Das ist ein schwerwiegender Schritt, denn die praepiriforme Rinde ist eigentlich einer der Hauptbestandteile des Palaeocortex. Trotzdem müssen wir die Befunde von FEREMUTSCH bestätigen und uns entschließen, die gleichen Konsequenzen zu ziehen wie er. Die rindenplattenartige Vorstufe des praepiriformen Cortex bildet nämlich eine Fortsetzung der frühen insulären Rindenplatte und steht im dritten Monat auch topographisch zur letzteren in engerer Beziehung als zum Tuberculum olfactorium, von dem sie durch einen zellarmen, direkt unter dem Striatum gelegenen Abschnitt getrennt wird (auf Abb. 6 mit x markiert). MACCHI bezeichnet diesen Abschnitt als undifferenzierten praepiriformen Cortex und LAISSUE (1963) nimmt an, daß sich dieser ventrale Teil der praepiriformen Rinde ohne vorherige Ausbildung einer rindenplattenartigen Formation entwickelt. Er unterscheidet also einen dorsalen und einen ventralen Teil der praepiriformen Rinde, die sich durch ihre Bildungsweise unterscheiden. Die Gliederung entspricht MACCHIs Einteilung der praepiriformen Rinde in eine subinsuläre Zone und eine zum lateralen Gyrus olfactorius gehörigen Zone oder ROSEs Gliederung in eine Praepiriformis 1 und 2. Die Abtrennung der subinsulären Zone, die eine rindenplattenartige Vorstufe aufweist, vom Palaeocortex und ihre Zuordnung zur Inselrinde als eine Übergangsformation erscheint nicht so ungewöhnlich, wenn man bedenkt, daß schon O. VOGT (1919) und BROCKHAUS (1940) die praepiriforme Rinde mit der Inselrinde zum „Claustrocortex" als Einheit zusammengefaßt haben.

Der Archicortex

Das Archipallium ist am Endhirnbläschen ungefähr ebenso frühzeitig abgrenzbar wie der Palaeocortex und die Striatumanlage. Ob einer dieser drei Hemisphärenbestandteile früher als die anderen auftritt, können wir nicht sicher entscheiden. Das Archipallium nimmt zunächst den größten Teil der medialen Hemisphärenfläche ein und hebt sich durch seinen stark verbreiterten Randschleier und seine auffallend schmale, scharf konturierte Matrix von der neopallialen Wand ab. Der caudale Teil folgt der Rotation der Hemisphäre und formt einen Halbkreis, der sich als Ammonshorn stark gegen das Ventrikellumen vorwölbt. Diese Lageänderung ist nicht eine Folge der Balkenentwicklung, wie vielfach angenommen wird, denn sie ist schon weit fortgeschritten, wenn Ende des dritten Monats die ersten Balkenfasern erscheinen; sie ist allein auf die Rotation zurückzuführen. Der orale Teil erstreckt sich über das Foramen Monroi hinaus nach rostral (Abb. 15, 21, 49). Dieser Befund deckt sich mit den Ergebnissen von MARION HINES (1922), die die Entwicklung des Hippocampus während der ersten drei Monate bearbeitete und an der Außenfläche der Hemisphäre die gleiche orale Ausdehnung feststellen konnte wie wir an der Ventrikelwand. Bei der überraschend weit nach rostral reichenden Ausdehnung des Archicortex muß man berücksichtigen, daß an der primitiven Hemisphäre der Frontallappen noch völlig fehlt und daß die Größenrelationen am Frontallappen erst im fünften und sechsten Monat mit der Entwicklung des Neocortex den fertigen Verhältnissen entsprechen. Während sich dadurch die Topographie an der äußeren Oberfläche völlig verändert, bleiben an der Ventrikelfläche die ursprünglichen Verhältnisse, nämlich die große rostrale Ausdehnung des archipallialen Wandbezirkes, auch in den späteren Stadien erhalten.

Die Abgrenzung des Archicortex an der primitiven Hemisphäre ist noch umstritten, seitdem HUMPHREY (1940, 1964, 1966) im Gegensatz zu allen anderen Untersuchern (HOCHSTETTER, 1919; M. ROSE, 1927; HINES, 1922; MACCHI, 1951; BARTELMETZ u. DEKABAN, 1962) den bisher als Anlage des Hippocampus angesprochenen Abschnitt lediglich als Primordium des Gyrus dentatus (Fascia dentata) ansieht und die ganze mediale Wand der Hemisphärenblase als Hippocampusanlage betrachtet. Mit einer solchen Grenzziehung ändern sich alle Angaben über Frühentwicklung, über den Beginn der Zellmigration und die Anlage der Rindenplatte, denn es wird ein Wandbezirk einbezogen, der sich in dieser Beziehung nicht vom Neopallium unterscheidet und von diesem nicht abgegrenzt werden kann. Nirgends hat HUMPHREY eine Grenze des Ammonhornes gegen das Praesubiculum oder gegen die Regio entorhinalis angegeben. Wir haben daher Bedenken gegen die Konzeption von HUMPHREY, auch wenn sie an einer engen Entwicklungsreihe zeigen kann, daß die ventralen Ausläufer der medialen Rindenplatte (Übergangszone im Sinne von FEREMUTSCH) sich an der Bildung des Ammonshorncortex beteiligen. Es ist eben sehr schwierig, die einzelnen Abschnitte des Ammonshornes an dem noch wenig differenzierten und überhaupt noch nicht eingerollten Wandabschnitt der Hemisphärenblase sicher zu unterscheiden. Wir bezeichnen deshalb den ganzen Bezirk in der primitiven Hemisphäre als Archipallium und verstehen darunter mit HOCHSTETTER und MACCHI den gut abgrenzbaren Wandabschnitt mit schmaler Matrix und besonders breitem Randschleier in der Tiefe der Fissura interhemisphaerica.

Im Archipallium setzt die Migrationsphase der Matrix zögernd erst in der zweiten Hälfte des dritten Monats ein und hält nur während des vierten Monats an (Abb. 13). Sie erreicht nie das Ausmaß wie im Neopallium, in dem während der Migrationsphase die Kontur der Matrix weitgehend verschwindet. Im Archipallium hebt sich die Matrix auch während der Zellmigration stets deutlich von der angrenzenden Differenzierungszone ab. In der zweiten Hälfte des dritten Monats, bei Embryonen von zirka 45 mm Scheitel-Steiß-Länge, lassen sich dann Fascia dentata und Ammonshorn voneinander unterscheiden. In diesem Stadium verbreitert sich der zellarme Randschleier und die Einrollung des Ammonshornes ist eben erst angedeutet, sodaß die Fascia dentata noch direkte Beziehungen zur ventrikulären Matrix besitzt, von der sie ihr Zellmaterial erhält (HUMPHREY, 1966). Mit dem Nachweis, daß die Fascia dentata direkt über einem Matrixabschnitt liegt, konnte HUMPHREY die Ansicht von HINES (1922), daß die Zellen der Fascia dentata von der Oberfläche des Ammonshornes her einwandern, genauso widerlegen wie die Annahme von BECK (1949), daß die Zellen der Fascia dentata die Rinde des Ammonshornes durchwandern würden. Für die Fascia dentata gilt im Prinzip das Gleiche wie für den Palaeocortex und die Inselrinde: sie alle haben in der primitiven Hemisphärenblase topographische Beziehungen zum Ventrikel und werden erst während der weiteren Entwicklung in eine ventrikelferne Lage abgedrängt.

Innerhalb weniger Wochen kommt es zur Einrollung des ganzen Abschnittes (Abb. 13), so daß uns dann im vierten Monat die bleibende Konfiguration des Ammonshornes entgegentritt. Gegen Ende des dritten Monats bildet sich an der Oberfläche des Ammonshornes unter dem Randschleier ein schmales, dichtes, stellenweise unterbrochenes Zellband aus (ROSE, 1927; MACCHI, 1951; FEREMUTSCH, 1962; HUMPHREY, 1966), das sich während des vierten Monats auflockert und verbreitert. Diese Zellage ist nie scharf von der darunter liegenden zellärmeren Zwischenzone abgesetzt wie die Rindenplatte des Isocortex, sondern sie geht allmählich unter Abnahme der Zelldichte in diese über (Abb. 13, 17). Dieses Zellband wird vielfach als Rindenplatte des Archicortex angesprochen, wobei es mehr oder weniger eine Frage der Definition ist, ob man diese Zellage als Rindenplatte bezeichnen will oder nicht. Auf jeden Fall sollte das Zellband nicht als eine der isocorticalen Rindenplatte homologe Bildung angesehen werden (FILIMONOFF, 1947). Wir halten es jedenfalls für besser, den Begriff „Rindenplatte" für den Isocortex zu reservieren. Auf diese Weise wird klar zum Ausdruck gebracht, daß der Archicortex eine völlig selbständige Formation ist, die nicht mit bestimmten Schichten der isocorticalen Rinde homologisiert werden kann, wie es manche Autoren versucht haben (BRODMANN, 1909; JAKOB, 1911; v. ECONOMO u. KOSKINAS, 1925; BECK, 1940). Eine solche Homologisierung wurde schon von M. ROSE (1926) und KUHLENBECK (1927) abgelehnt; sie entbehrt bei dem völlig verschiedenen Entwicklungsgang, den das Archipallium und das Neopallium gehen, jeglicher Grundlage.

Das späte Auftreten einer Differenzierungszone in einem phylogenetisch so alten Gebiet wie dem Archipallium ist eine sehr eigenartige Erscheinung. Zu diesem Zeitpunkt besitzt ja das ganze Neopallium bereits eine voll entwickelte Rindenplatte. Auch MACCHI (1951) hebt diese Tatsache hervor und spricht von einer Retardierung aller Riechhirnanteile während des dritten Monats. Das trifft jedoch nicht ganz zu. Für den Palaeocortex jedenfalls können wir diese Feststellung nicht bestätigen. Man muß auch im Archipallium die erhebliche Verbreiterung des Randschleiers berücksichtigen, die schon im zweiten Monat auftritt und zweifellos durch das Einwachsen von Faserbündeln hervorgerufen wird. Das stellt in gewisser Weise auch eine Differenzierung der Hemisphärenwand dar. LAISSUE (1963) hat die Zellkerngrößen in der Rindenplatte gemessen und fand im Zellband des Ammonshornes statistisch eine hohe Frequenz von erheblich größeren Zellkernen als in der isocorticalen Rindenplatte, was eindeutig für einen weiter fortgeschrittenen Differenzierungsgrad der Ammonshornzellen spricht. Trotz des verspäteten Auftretens des oberflächlichen Zellbandes zeigen die Zellen also schon früh einen höheren Reifegrad als die Zellen der isocorticalen Rindenplatte.

Im fünften Monat setzt bereits der Matrixaufbruch ein und die Differenzierung des Archicortex eilt nun dem Neocortex voraus. Die ganze Entwicklung des Archipalliums gewinnt so einen sprunghaften Charakter. Nach MACCHI beginnt im fünften Monat eine allgemeine Reduktion der „Riechhirnanteile", d. h. eine Reduktion des Palaeocortex und Archicortex. Das können wir nur für die oralen und mittleren Partien des Archicortex bestätigen. Der Palaeocortex und der Hippocampus bleiben im Wachstum gegenüber dem Neocortex zurück. Die daraus resultierende Umkehrung der Größenverhältnisse führt vom fünften Monat an zu einer scheinbaren Reduktion. Die oralen und vor allem die mittleren Anteile des Archipalliums dagegen sind im fünften Monat weit besser ausgebildet als im reifen Gehirn. Hier kommt es tatsächlich zu einer echten Rückbildung, die durch die Entwicklung des Balkens verursacht wird. Während im caudalen Teil des Archipalliums der Zusammenhang zwischen der Matrix und den zugehörigen grauen Bezirken erhalten bleibt, schieben sich im oralen Bezirk die Fasermassen des Balkens zwischen Matrix und Grau. Der über dem Balken gelegene Teil des Ammonshornes bildet sich vom fünften Monat an weitgehend zurück und ist schließlich nur noch als sogenanntes Induseum griseum nachweisbar. Die mediale Ventrikelwand bedeckt dann die Fasermassen des Balkens und die ursprünglichen Beziehungen zwischen ventrikulärer Matrix und Rinde sind nicht mehr zu erkennen. Wenn man also von einer Ventrikelfläche des Balkens spricht, muß man berücksichtigen, daß diese topographischen Beziehungen sekundärer Natur sind und der gesamte ventrikuläre Bereich des Balkens in Wirklichkeit zum Archipallium gehört.

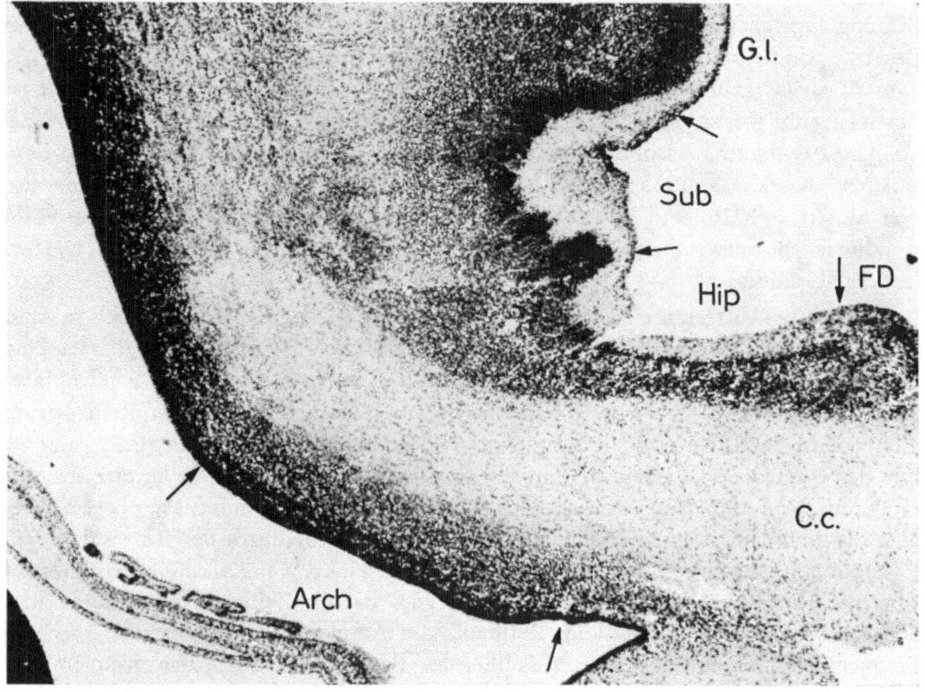

Abb. 51. Schnitt durch den Balken eines Feten aus dem fünften Monat (Nissl-Färbung, Vergrößerung 17fach). *Arch* archipallialer Matrixabschnitt, *C. c.* Corpus callosum, *FD* Fascia dentata, *Hip* Hippocampus, *Sub* Subiculum, *G. l.* Gyrus limbicus. Die ursprüngliche topographische Beziehung von archipallialer Matrix und Archicortex im Bereich des Balkens ist gut zu erkennen

Das illustriert die Abb. 51, die einen Schnitt durch das Balkengebiet eines fünf Monate alten Feten wiedergibt. Die Balkenfasern sind erst schwach entwickelt, so daß die Beziehung zwischen dem Grau des Archipalliums und seiner Matrix noch klar zu erkennen ist. Vom Gyrus cinguli hebt sich das Subiculum ab, an welches sich das rudimentäre Ammonshorn anschließt. Sein medialer Abschnitt, in dem die graue Substanz bis zur Hirnoberfläche reicht, läßt sich in der Schnittserie bis zum eigentlichen Ammonshorn verfolgen und als primitive Fascia dentata identifizieren. An der Ventrikelfläche liegt in der entsprechenden Höhe die archipalliale Matrix, die stark ver-

dünnt ist und bereits einen fortgeschrittenen Aufbrauch zeigt. Durch einen zweiten
Zellstreifen wird das Bild einer Streifung hervorgerufen, wie wir es in ausgeprägter
Form auch an der Wand des Hippocampus und des Calcar avis beobachten konnten
(Abb. 35, 39). Medial geht der Wandabschnitt in eine dünne Zellschicht über, die den
Fornix bedeckt und lateral schließt sich die Übergangszone an, die hier ohne scharfe
Grenze in die Matrix des Neopalliums übergeht.

Das Striatum

Von manchen Autoren wurde außer dem Corpus striatum (Nucleus caudatus und
Putamen) auch der Globus pallidus als Bestandteil des Endhirnes angesehen: wie das
Corpus striatum sollte auch der Globus pallidus aus der Zellmasse des Ganglienhügels
entstehen (ARIENS KAPPERS, 1923; HOCHSTETTER, 1919; KODAMA, 1927). Diese Ansicht ist zu einem guten Teil auf die alte Konzeption zurückzuführen, nach der
Putamen und Pallidum als Einheit, nämlich als Nucleus lentiformis, aufgefaßt werden.
Inzwischen hat sich mehr oder weniger die Anschauung durchgesetzt, daß der Globus
pallidus aufgrund seiner strukturellen und seiner funktionellen Eigenart als selbständiger Kernkomplex neben dem Striatum gelten muß. SPATZ (1924, 1925) konnte ihn
auch genetisch vom Striatum abtrennen, indem er nachwies, daß es sich beim Pallidum
um einen Abkömmling des Zwischenhirns handelt, der während des zweiten Monats
noch weitgehend im Areal des Subthalamus (Hypothalamus im weiteren Sinne) liegt
und der sich erst im Verlaufe der weiteren Entwicklung in den Bereich der Hemisphäre vorschiebt. Die Befunde von SPATZ wurden von anderen Autoren (KUHLEN-
BECK, 1927; J. E. ROSE, 1942; R. SCHNEIDER, 1949; RICHTER, 1965) bestätigt. Sowohl
die topographische Verlagerung des Globus pallidus, die von RICHTER für die verschiedenen Entwicklungsstadien rekonstruiert wurde, als auch der heterochrone Ablauf
der Myelinisation und der Nervenzelldifferenzierung, der bei den Pallidumzellen
synchron mit anderen diencephalen Kernen stattfindet (RICHTER, 1965), lassen den
Globus pallidus als Zwischenhirnanteil erkennen.

Als Endhirnabkömmling ist also lediglich das Corpus striatum anzusehen, das
nach unseren Befunden ausschließlich von der Matrix des lateralen Ganglienhügels
gebildet wird. Diese Ansicht wird auch von JOHNSTON (1923) vertreten, der den
medialen Ganglienhügel als „bed of the stria terminalis", den lateralen Ganglienhügel
dagegen als „Nucleus caudatus" bezeichnet. Auch KODAMA (1927) kommt zu dem
Schluß, daß das Striatum nur vom lateralen Ganglienhügel und nicht von beiden
Ganglienhügeln gebildet wird. Dabei betont er bereits den unterschiedlichen Bau der
beiden Keimlager, den er wie wir bei der Unterscheidung der beiden Ganglienhügel für
bedeutungsvoller hält als den inkonstanten Sulcus, der die Hügel nur oral voneinander trennt und später überhaupt verschwindet.

Der Matrixabschnitt des Striatums, d. h. der laterale Ganglienhügel, läßt sich in
frühen Entwicklungsstadien um die Mitte des zweiten Monats als eine Fortsetzung der
subthalamischen Etage des Zwischenhirnes erkennen (Abb. 4). Wir haben es hier
also mit einer Zone zu tun, die durch das ganze Prosencephalon verläuft und die sich
am Übergang vom zweiten zum dritten Monat fast bis zum oralen Pol der primitiven
Hemisphäre verfolgen läßt (Abb. 6, 9). Nach KODAMA (1927) erstreckt sich der laterale Ganglienhügel von der Lamina terminalis bis zum Temporalpol und liegt rostral
über dem Abgang des Olfactoriusventrikels. Wir können aufgrund unserer Befunde

keinen sicheren Beweis erbringen, daß sich die Matrixzone des lateralen Ganglienhügels über den oralen Pol der embryonalen Hemisphäre bis zur Lamina terminalis
erstreckt, da in unseren Frontalserien das Polgebiet in Flachschnitten erscheint, auf
welchen die Beurteilung der Matrixverhältnisse nicht mehr möglich ist. Wir halten
aber doch die Auffassung KODAMAS für zutreffend. Auch HOCHSTETTER (1919) beschreibt, daß der laterale Ganglienhügel sehr weit „stirnwärts" zu verfolgen ist und
auf Frontalschnitten lateral über dem Abgang des Riechventrikels erscheint. Der von
ihm bei späteren Entwicklungsstadien dargestellte und als „Limen rhinencephali"
bezeichnete Wulst, der zwischen der Lamina terminalis und dem lateralen Ganglienhügel liegt, darf jedoch nicht als rostraler Teil des lateralen Ganglienhügels angesehen
werden, denn er erhebt sich caudal vom Abgang des Riechventrikels. Die Auffassung
KODAMAS ist jedenfalls für die Hemisphärengliederung von grundsätzlicher Wichtig-
keit, da es sich bei dem Matrixabschnitt des lateralen Ganglienhügels ganz allgemein
um eine Zone von prospektiv motorischer Bedeutung handelt, die sehr wahrscheinlich
dorsal vom Riechhirn über die orale Hemisphärenwand bis zur Lamina terminalis
zieht.

Wenn während des dritten Monats in der Matrix des Neopalliums die Phase der
vollen Migration einsetzt, lassen sich die rostralen Grenzen des striatalen Wandabschnittes nicht mehr nachweisen. Sowohl im oralen Matrixbezirk des Neopalliums,
als auch im Matrixbereich des Caudatumkopfes herrscht in den folgenden Monaten
die gleiche lebhafte Zellmigration, die alle Grenzen verwischt. Caudal folgt die
Matrixzone des Striatums den Formveränderungen des Ventrikels und bildet nach
Vollendung der Rotation ein bogenförmiges Segment (Abb. 21 a). Der lang ausgezo-
gene Anteil, der schließlich das Dach des Unterhornes bildet, bleibt relativ schmal. In
der Cella media dagegen verbreitert sich die Zone und erreicht im Vorderhorn ihre
größte Ausdehnung. Diese orale Vergrößerung beginnt ziemlich spät, in der zweiten
Hälfte des dritten Monats, und ist erst im vierten Monat voll ausgeprägt. Im fünften
Monat schließlich sind annähernd die topographischen Verhältnisse des fertigen Gehirns erreicht, in dem der Kopf des Caudatums die Seitenwand des Vorderhornes
bildet und der Schwanz am Dach des Unterhornes liegt.

Die Migrationsphase der Matrix beginnt schon in der ersten Hälfte des zweiten
Monats bei Embryonen von 9 mm Gesamtlänge. In der Mitte des zweiten Monats hat
sich bereits eine relativ breite Differenzierungszone gebildet und in der zweiten
Hälfte des gleichen Monats erscheint unter der Matrix das Keimlager als ein schmaler
zelldichter Streifen. Der Höhepunkt der Migrationsphase, in dem die Kontur der
Matrix völlig verschwindet, setzt allerdings erst um die Mitte des dritten Monats ein
und hält während der zweiten Hälfte des dritten Monats und der ersten Hälfte
des vierten Monats an (Abb. 14). In der Mitte des vierten Monats machen sich
dann die ersten Zeichen des beginnenden Matrixaufbrauches bemerkbar. Das gilt
allerdings nur für die caudale Hälfte der Zone, die im Unterhorn und in der
Cella media liegt. Im Vorderhorn dagegen hält die intensive Zellproliferation und
Migration weiter an. Im fünften Monat sind die caudalen Partien von einer dünnen, zusammenhängenden Zellage bedeckt, die sich im siebenten Monat schließlich zu embryonalem Ependym ausdifferenziert (Abb. 35 b). Im Vorderhorn hält
die Proliferation noch während des ganzen fünften Monats an und zeigt erst im
sechsten ein Nachlassen. Im siebenten Monat wird dann auch in den oralen Partien der
Matrixaufbrauch deutlich. Wir finden so innerhalb der Zone eine ausgesprochene

Reifungsdifferenz mit einem früheren Abschluß der Zellmigration im Bereiche des Unterhornes und der Cella media und einer späten, lang anhaltenden Migration im Vorderhorn. Zu einem Zeitpunkt, an dem sich über dem Caudatumschwanz schon embryonales Ependym zu bilden beginnt, herrscht im Kopfbereich des Caudatums noch immer Zellmigration. *Wir haben es also beim Striatum mit früh und mit spät entwickelten Anteilen zu tun.*

Diese Unterschiede lassen sich freilich nur während der Entwicklung erkennen. Das ausdifferenzierte Striatum zeigt keine Strukturunterschiede, die es erlauben würden, frühe und späte Anteile zu unterscheiden und es wird daher meist als ein einheitliches Gebilde betrachtet. Dagegen hat sich schon KODAMA (1927) gewandt und auf die Reifungsunterschiede hingewiesen, die zwischen Nucleus caudatus und Putamen und noch ausgeprägter zwischen den oralen und den caudalen Abschnitten des Striatums bestehen. Das Keimlager des lateralen Ganglienhügels liegt haubenartig über dem Striatum; Caudatum und Putamen differenzieren sich nach und nach aus diesem zelldichten Areal, indem sie an dessen ventralem Rande erscheinen und sich langsam vergrößern. Auf diese Weise erscheint der ventrale Teil des Putamens zuerst und die dorsale Partie des Caudatums zuletzt. Obwohl demzufolge der Nucleus caudatus der am spätesten entwickelte Anteil des Striatums ist, kann man ihn nicht als selbständigen Kern dem früher entwickelten Putamen gegenüberstellen, wie es manche Autoren tun (KODAMA, 1927). Es handelt sich dabei ja nicht um die heterochrone Reifung von zwei verschiedenen Kernen, sondern vielmehr um ein Reifungsgefälle innerhalb eines Kernkomplexes. Die Reifungsdifferenz zieht sich von ventral nach dorsal durch das ganze Striatum, sie läßt sich bei der Faserentwicklung, der Nervenzelldifferenzierung und der Myelinisation nachweisen und beträgt nach KODAMA ca. zwei Monate. Noch ausgeprägter sind die Reifungsunterschiede zwischen den oralen und den caudalen Anteilen des Striatums, die wir eben beim heterochronen Ablauf der Matrixphasen erwähnten und die KODAMA in gleichem Ausmaße beim Ablauf der Markscheidenreifung beobachtete. Während die caudalen und mittleren Partien im fünften und sechsten postnatalen Lebensmonat schon gut myelinisiert sind, bleiben zahlreiche Fasern des oralen Teiles noch im achten Monat marklos. Der Caudatumkopf ist im achten postnatalen Monat noch völlig marklos und zeigt erst im elften Monat eine stärkere Bemarkung seiner Fasern.

Wie im medialen Ganglienhügel, so kommt es auch im lateralen direkt unter der Matrix zur Ausbildung eines breiten, zellreichen „Keimlagers". Da dieses fast die gleiche Zelldichte wie die Matrix besitzt, ist die Beurteilung der Matrixbeschaffenheit sehr erschwert. Bei geringer Vergrößerung sind beide meist nicht voneinander zu unterscheiden, was dazu geführt hat, daß das Keimlager vielfach als Matrix angesehen wird. Wir müssen beide jedoch als durchaus verschiedene Strukturen voneinander unterscheiden. Unsere Abbildungen zeigen, daß der Matrixaufbruch im lateralen Ganglienhügel während des fünften Monats einsetzt und im siebenten Monat die Umwandlung in embryonales Ependym beginnt. Zu diesem Zeitpunkt ist aber noch ein ansehnliches Keimlager vorhanden; es bleibt sogar bis über die Geburt hinaus erhalten. Matrix und Keimlager zeigen also bezüglich ihres Auftretens und Verschwindens erhebliche zeitliche Unterschiede. Auch am Ende der Entwicklung verhalten sich beide verschieden: während die Matrix sich in Ependym umwandelt, geht das Keimlager in der grauen Substanz auf und bleibt nur in einigen Gegenden als verbreiterte subependymäre Gewebsschicht erkennbar.

Das Corpus striatum behält auch im reifen Gehirn seine ventrikuläre Lage in der Tiefe der Hemisphäre bei und seine mächtige Ausdehnung richtet sich ausschließlich gegen den Ventrilkelhohlraum. Es wird daher bei den Gliederungen der Endhirnhemisphäre, die meist nur die Oberfläche berücksichtigen, weitgehend vernachlässigt. M. ROSE hat die Unvollständigkeit einer solchen Einteilung klar erkannt und die „genetische Gleichwertigkeit" von Striatum und Cortex betont. Man wird ihm freilich kaum folgen können, wenn er das Striatum als „eine Art abortiver Rinde" bezeichnet. Das Corpus striatum ist zwar keine Art von Rinde, aber es ist ein selbständiger und den übrigen Hemisphärenanteilen ebenbürtiger Teil der Hemisphärenwand. An der primitiven Hemisphärenblase bildet es einen zwischen dem Palaeocortex und der Inselrinde liegenden Wandabschnitt und erst im Verlaufe der Entwicklung wird es vom Palaeocortex und vom Inselcortex überdeckt (Abb. 52). Die ursprünglichen Lageverhältnisse bleiben an der Ventrikelfläche im wesentlichen erhalten und man kann unter Berücksichtigung des unterschiedlichen Wandbaues den prinzipiellen Aufbau der Hemisphäre hier besser erkennen als an der äußeren Oberfläche.

Die Inselrinde

Die Inselregion, die den Boden der Fossa Sylvii bildet, liegt ursprünglich an der Oberfläche der Hemisphäre und stellt einen zwischen dem lateralen Ganglienhügel und dem Neopallium liegenden Abschnitt der Hemisphärenwand dar. Sie läßt sich schon im zweiten Entwicklungsmonat abgrenzen und besitzt zu dieser Zeit in ihrer ganzen Ausdehnung eine direkte Beziehung zum Seitenventrikel. In ihrer Entwicklung unterscheidet sie sich grundsätzlich vom Neopallium: sie erscheint nur wenig später als der Palaeocortex und die Striatumanlage und eilt bei der Bildung der Differenzierungszone und der Rindenplatte dem Neopallium erheblich voraus. Wie der Palaeocortex und der Archicortex läßt sie relativ früh in ihrem Wachstum nach und wird wie diese vom Neopallium überwuchert. Diese Tatsachen sind für uns zwingende Gründe, die Inselrinde nicht zum Neocortex zu rechnen. Schon ECONOMO u. KOSKINAS hatten große Bedenken, die Inselrinde dem homogenetischen Cortex zuzurechnen und SANIDES (1962) sieht sie als einen Teil des Proisocortex an.

Das ventrikuläre Ursprungsgebiet der Inselrinde. Im reifen Gehirn liegt die Inselrinde über der lateralen Fläche des Striatums, getrennt durch die Capsula externa, das Claustrum und die Capsula extrema, und besitzt keinerlei topographische Beziehungen zum Seitenventrikel. Da aber das Zellmaterial ausschließlich in der Matrix, d. h. in der proliferierenden Ventrikelwand, gebildet wird, erhebt sich die Frage, welchem Wandabschnitt die Elemente der Inselrinde entstammen. M. ROSE (1926) nahm in seiner schon besprochenen Lehre von der Entstehung der verschiedenen Rindenformen an, daß das Zellmaterial teilweise aus dem Matrixabschnitt des Striatums und teilweise aus dem lateralen Ventrikelwinkel des Neopalliums stammt. Diesen Cortex, der seine Elemente aus zwei verschiedenen Matrixabschnitten beziehen soll, nannte M. ROSE „Cortex bigenitus". Die Untersuchungen ROSES basieren auf Entwicklungsstadien, in denen die Rinde schon angelegt war. Nun kann man aber an Stadien, in denen die Zellelemente schon ausgewandert sind, keine klare Vorstellung mehr über die Ursprungsstätten der letzteren gewinnen. Auch FEREMUTSCH (1962) weist darauf hin, daß die Bearbeiter der Cortexentwicklung ihren Untersuchungen im allgemeinen fortgeschrittene Entwicklungsphasen zugrunde legten und die Frühphasen vernachlässigten. M. Rose (1928) verwandte allerdings später bei der Bearbeitung der Inselentwicklung auch jüngere Stadien und erkannte die Bedeutung der topographischen Verschiebungen, die wir auf Abb. 52 schematisch dargestellt haben. So schreibt er über die laterale Rindenplatte des Neopalliums: „Diese dorsal vom obersten Pfeil liegende Rinde grenzt in früherer Entwicklungsperiode direkt an den Ventrikel und wurde erst später durch das dorsal vorgewölbte Striatum von dem Ventrikel getrennt. Es

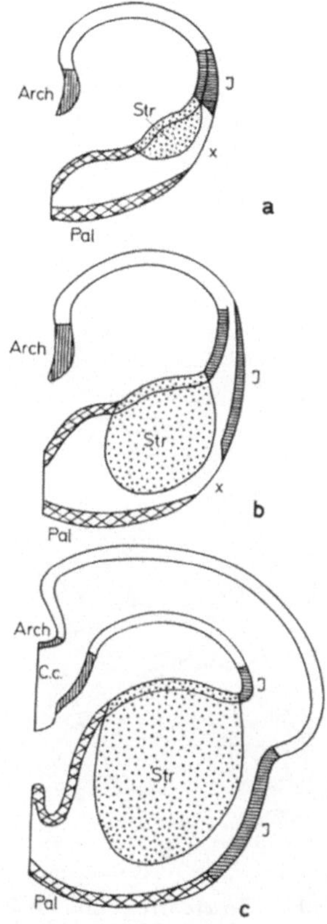

Abb. 52. Die Lagebeziehung der Matrixabschnitte (Ursprungsgebiete) zu ihren Rindenbezirken während der Entwicklung (schematische Darstellung). Senkrecht schraffiert: Archipallium; weiß: Neopallium; horizontal schraffiert: Inselabschnitt; punktiert: Striatumabschnitt; gekreuzt: palaeocorticaler Abschnitt. *Arch* Archipallium, *I* Insel, *Pal* Palaeocortex, *Str* Striatum, *x* Striatumbezirk an der äußeren Oberfläche der Hemisphäre. a Zweiter Monat; b dritter Monat; c vierter Monat

handelt sich demnach um eine Rinde, welche trotz ihrer Lage an der Oberfläche des Striatums einen Cortex topoparietinus darstellt." Damit nähert er sich weitgehend unserer Auffassung. Aber was ihm nunmehr für die laterale Partie der neopallialen Rindenplatte augenfällig war, konnte er für die gesamte Inselrinde nicht akzeptieren, weil er für deren Genese bereits eine feststehende Lehre entworfen hatte.

Wie bereits gesagt, besitzt die Inselregion im zweiten und Anfang des dritten Monats noch in ihrer ganzen Ausdehnung eine direkte Beziehung zum Ventrikel (Abb. 5, 7). Im dritten Monat, wenn eben die Rindenplatte angelegt ist, beginnt dann eine Verschiebung zwischen Matrixbezirk und Rindenareal (Abb. 9, 10). Es findet sich zwar noch eine Übereinstimmung zwischen beiden, aber die Rindenplatte reicht bereits weiter nach ventral als die Matrixzone. Diese topographische Veränderung wird durch die Größenzunahme des Striatums bedingt, das sich zunehmend gegen den Ventrikelhohlraum vorwölbt und dabei die Inselmatrix in dorsaler Richtung verlagert. Im vierten Monat läßt sich die Inselmatrix nicht mehr identifizieren, da die allgemeine starke Zellproliferation und Migration alle Grenzen verwischt. Erst im fünften Monat ist der Inselbezirk an der Ventrikelwand als ein schmaler Matrix-

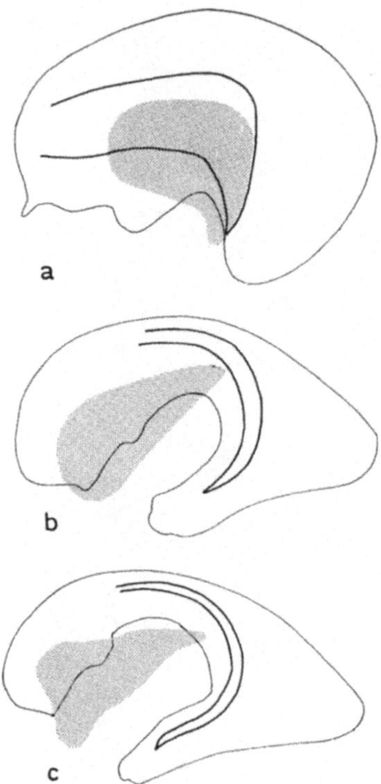

Abb. 53. Die Lagebeziehung zwischen Inselcortex und Inselmatrix. Die Seitenansicht der Ventrikel ist im Umriß wiedergegeben und die Fläche der Inselmatrix ist dick umrandet eingezeichnet. Darauf ist lagegerecht der Inselcortex (grau) projiziert. a Anfang des dritten Monats; b fünfter Monat; c sechster Monat. Im dritten Monat zeigen Matrix- und Cortexfläche noch eine gewisse Übereinstimmung; in den folgenden Monaten wird die Inselmatrix durch die Größenzunahme des Striatums abgedrängt

streifen zwischen dem lateralen Ganglienhügel und dem neopallialen Wandabschnitt wieder abzugrenzen. Er legt sich dem Bogen des lateralen Ganglienhügels an und ist durch den vorzeitigen Aufbrauch und die Verschmälerung seiner Matrix im sechsten und siebenten Monat gut abzugrenzen (Abb. 27 b, 35 c). Die Abb. 53 b zeigt die topographischen Beziehungen, die im fünften Monat zwischen Inselcortex und Inselmatrix bestehen. Der Streifen der Inselmatrix ist nicht nur durch die Rotation in einen Halbkreis umgewandelt worden, sondern durch die enorme Volumenvergrößerung des Striatums auch weit nach dorsal abgedrängt worden. Im sechsten Monat (Abb. 53 c) reicht der Bogen der Inselmatrix, der noch schmäler geworden ist, weiter in das Unterhorn hinein und erscheint zusammen mit der Cella media noch stärker angehoben als auf Abb. 53 b. Inselmatrix und Inselrinde haben sich nunmehr so weit voneinander entfernt, daß man ohne Kenntnis der früheren Entwicklungsstadien keine genetische Beziehung zwischen beiden Bezirken vermuten würde.

Die Differenzierung der Inselrinde. Schon die erste Anlage der insulären Rindenplatte, die am Anfang des dritten Monats an der Oberfläche der lateralen Hemisphärenwand auftritt (Abb. 7), geht ventral in eine lockere Zellansammlung über. Diese stellt die Fortsetzung der dichten, scharf begrenzten Rindenplatte und die erste Anlage der praepiriformen Rinde („Übergangszone" von FEREMUTSCH) dar. Damit erscheint die Inselrinde von Anfang an als ein Übergangscortex, der den kaum geschichteten praepiriformen Abschnitt und die dorsalen sechsschichtigen Rindenfelder einschließt. Dieser Charakter bestimmt auch die weitere Entwicklung der Inselregion, in der es während des dritten und vierten Monats zu einer Auflockerung der inneren Schicht der Rindenplatte kommt und zwar ventral viel ausgeprägter als dorsal. Ventral geht die innere Schicht der Rindenplatte fließend in das angrenzende künftige Marklager über und es bleibt außen nur eine schmale Zellplatte von radiärer Struktur bestehen, die annähernd halb so breit ist wie die dorsale isocorticale Rindenplatte. Es handelt sich bei diesem Abschnitt um den späteren Mesocortex. Obwohl es hier nicht zu einer Spaltung der Rindenplatte durch einen zellfreien Streifen kommt, erinnert die Schmalheit der Rindenplatte an die entorhinale Region im gleichen Stadium, bei der es sich ja ebenfalls um einen Übergangscortex, dem Periarchicortex FILIMONOFFS handelt (Abb. 17).

Auch die Schichtenbildung der Rinde beginnt ventral. Im Bereich des Mesocortex hebt sich schon am Übergang vom vierten zum fünften Monat, bei Feten von 130 mm Scheitel-Steiß-Länge, die erste Anlage der Lamina V als eine dünne Linie dicht aufgereihter Zellkerne ab. In der Mitte des fünften Monats besitzt der ganze Mesocortex nicht nur eine gut ausgeprägte fünfte Schicht, sondern in dieser beginnt auch schon die Differenzierung der Pyramidenzellen. In den dorsalen Feldern der Insel dagegen treten die Pyramiden der V erst im sechsten Monat hervor. Der Reifungsablauf in der Inselrinde entspricht genau der von BROCKHAUS (1940) herausgearbeiteten „Differenzierungsrichtung", die vom allocorticalen Inselpol über den Mesocortex bis zu den dorsalen, isocorticalen Feldern verläuft. Das Konzept der „Differenzierungsrichtung", das BROCKHAUS aufgrund der Strukturänderungen der fertigen Inselrinde formulierte, läßt sich also entwicklungsgeschichtlich durch die zeitliche Folge der Differenzierung ergänzen und bestätigen.

Das Claustrum erscheint am Anfang des vierten Monats in der noch zellreichen Capsula externa als ein spitz nach oben zulaufendes Dreieck, das mit seiner Basis oral der Regio praepiriformis und caudal dem Amygdalakomplex aufsitzt (Abb. 16). Im Gegensatz zu manchen Autoren, die das Claustrum als eine Schicht der Inselrinde ansahen (BRODMANN, 1909; M. ROSE, 1928) oder es den Basalganglien zurechneten (LANDAU, 1919; v. ECONOMO u. KOSKINAS, 1925; BECK, 1940), beschrieb DE VRIES (1910) aufgrund ontogenetischer und vergleichend anatomischer Untersuchungen den unmittelbaren und konstanten Zusammenhang des Claustrums mit dem Übergangsgebiet zwischen Neocortex und Palaeocortex. Nach seiner Ansicht handelt es sich um das in der Tiefe der Regio praepiriformis liegende Zellmaterial, das während der Entwicklung verlagert wird. BROCKHAUS (1940) weist ebenfalls auf die enge Beziehung zwischen Claustrum und praepiriformer Rinde hin und MACCHI (1951) hält das Claustrum deshalb für einen Bestandteil des Rhinencephalons (wozu er die Regio praepiriformis rechnet). Unsere Befunde bestätigen die genannten Autoren: das Claustrum hat während der Entwicklung nie topographische Beziehungen zur Inselrinde oder zum Putamen (DE VRIES, 1910; MACCHI, 1951). Es erscheint viel später als die Basalganglien als eine lockere Zellansammlung in der Tiefe der Regio praepiriformis und gewinnt erst durch das Einwachsen von Fasermassen der Capsula externa und Capsula extrema seine Kontur (LAISSUE, 1963). Wie schon BECK (1940) betonte, hat das Claustrum keine Bedeutung für die Identifizierung und Abgrenzung der Inselrinde; eine solche Rolle käme ihm nur zu, wenn es tatsächlich eine Cortexschicht wäre.

Der Neocortex

Die neopalliale Matrix. Das Neopallium bildet den dorsalen, blasenförmigen Teil der primitiven Hemisphäre, dessen Wand sich nach Vollendung der Rotation als Gewölbe des Ventrikels zwischen den bogenförmigen Segmenten des Ganglienhügels und des Archipalliums spannt. Der außerordentlichen Vergrößerung des Neopalliums, das am reifen Gehirn den größten Teil der Hemisphäre ausmacht, geht eine Vergrößerung der neopallialen Matrixfläche voraus. Dieser Vorgang ist verbunden mit einer erheblichen Retardierung des Entwicklungsablaufes: für lange Zeit stellt das Neopallium nur eine dünnwandige Blase dar, in der erst um die Mitte des dritten Monats eine allgemeine Zellmigration herrscht, die zur Bildung einer Rindenplatte führt. Die Migration greift in der lateralen Hemisphärenwand von der Inselregion auf die neopalliale Wand über und dehnt sich in Richtung auf die mediale Ventrikelfläche aus. Während des vierten und fünften Monats erreicht sie ihren Höhepunkt und klingt danach langsam ab. In manchen Bezirken ist sie, wie SPATZ (1927) zeigen konnte, zur Zeit der Geburt noch nicht abgeschlossen.

Nach dem Aufbrauch der Matrix beobachtet man in den lateralen Partien der neopallialen Wand ein regelrechtes Verschwinden der epithelialen Wandauskleidung. Während sich im Hirnstamm die verdünnte Matrix schließlich zu embryonalem Ependym umwandelt, kommt es hier zu einem fast vollständigen Abwandern der Matrixelemente und nur in relativ großen Abständen bleiben vereinzelte Spongioblasten liegen, von denen die spätere Ependymbildung ausgeht.

Der regionale Ablauf der Matrixphasen zeigt einige Besonderheiten: während die Migration lateral in der Umgebung der Insel beginnt und allmählich auf die mediale Hemisphärenwand übergreift, setzt der Aufbrauch der Matrix umgekehrt medial, an der Grenze zum Archipallium ein und schreitet nach lateral fort, so daß also in den Bezirken mit dem frühesten Migrationsbeginn der Aufbrauch zuletzt einsetzt, die Partien mit einem späten Migrationsbeginn hingegen zuerst den Aufbrauch der Matrix zeigen. In der lateralen Hemisphärenwand beginnt die Migrationsphase in der ersten Hälfte des dritten Monats und ist im achten Monat noch nicht abgeschlossen (Abb. 39 a), in der medialen Hemisphärenwand dagegen beginnt sie erst in der Mitte des dritten Monats und ist im sechsten Monat schon beendet. Das widerspricht ganz und gar unseren Erfahrungen am Zwischenhirn und Endhirn — das Archipallium ausgenommen. In der Regel erfolgt der Matrixaufbrauch in den Gebieten am frühesten, in denen die Migration zuerst einsetzte und umgekehrt. Wir können die eigenartige Abweichung nur so deuten, daß möglicherweise die phylogenetisch ältesten Anteile des Neopalliums in nächster Nachbarschaft des Archipalliums liegen und daher eine gewisse Verwandtschaft zwischen ihnen besteht. In der Tat verhalten sich die neopallialen Gebiete im zeitlichen Ablauf ihrer Entwicklung dem Archipallium um so ähnlicher, je näher sie ihm liegen.

Am ausgeprägtesten ist die Ähnlichkeit zwischen der Matrix des Archipalliums und der der Area striata, die in ihrer Entwicklung von dem Verhalten der übrigen neopallialen Matrix erheblich abweicht. Von Anfang an ist hier die Zellmigration spärlicher, so daß es nie zur Ausbildung eines zelldichten Keimlagers wie im übrigen Bereich des Neopalliums kommt. Der Aufbrauch der Matrix setzt hier schon im sechsten Monat ein (Abb. 27 c). Die geringe Intensität der Migration und der früh beginnende Matrixaufbrauch deuten auf eine gewisse Ähnlichkeit der Calcarinaentwicklung mit der Entwicklung des Archipalliums hin, für die eine mäßige und nur kurz dauernde Migration charakteristisch ist. Die Ähnlichkeit wird noch augenscheinlicher, wenn wir die Wandbeschaffenheit beider Regionen im siebenten und achten Monat vergleichen (Abb. 35, 39). Der Wandbau des Calcar avis weicht völlig von der übrigen Wand des Neopalliums ab und gleicht weitgehend der Hippocampuswand.

Auch die topographische Beziehung der Calcarina-Matrix zur Ventrikelfläche des Archipalliums, die sich aus den Rekonstruktionen der Ventrikelwand von Feten des vierten und fünften Monats ergibt (Abb. 15, 21), ist sehr eng: die Matrixfläche des Calcar avis sitzt breitbasig dem halbkreisförmigen Segment der archiapallialen Matrix auf. Offensichtlich entsteht die nach caudal spitz zulaufende Dreiecksform der Calcarina-Matrix im Zusammenhang mit der Ausbildung des Occipitallappens, bei welcher der anfangs halbkugelförmige Seitenventrikel als Hinterhorn ausgebuchtet und seine Wandfläche nach caudal ausgezogen wird (vgl. die Entwicklung des Hinterhornes und des Occipitallappens S. 72). Man kann aus der Umformung der caudalen Ventrikelpartie Rückschlüsse auf die ursprüngliche Lage der betroffenen Matrixzonen ziehen: die Calcarinamatrix müßte danach im dritten Monat bogenförmig dem archipallialen Matrixsegment anliegen und so ein Grenzgebiet des Neopalliums zum Archipallium darstellen. Eine Abgrenzung der prospektiven Calcarina-Matrix während des dritten Entwicklungsmonats ist uns zwar nicht gelungen, aber diese Nachbarschaft würde den frühen Matrixaufbrauch und den eigentümlichen Wandbau im Calcar avis ebenso wie die frühe Schichtung der Calcarina erklären, die schon Ende des vierten Monats, also ungefähr im gleichen Zeitraum wie die Schichtenbildung im Mesocortex der Insel, beginnt. Die Beziehung zwischen Calcarina und Archicortex im reifen Gehirn heben SANIDES u. VITZTHUM (1965, 1966) aufgrund myeloarchitektonischer Untersuchungen hervor. Sie weisen auf die Verwandtschaft zwischen der singulostriären Calcarina und den oral davon gelegenen unistriären Feldern hin, die sie als „Prostriata" bezeichnen und als Übergangsgebiet zum Archicortex ansehen.

Die Differenzierung des Neocortex. Das Zellmaterial der homogenetischen Rinde bildet anfänglich am äußeren Rande der Hemisphärenblase, direkt unter dem Randschleier, eine breite, dichte Schicht, die „Rindenplatte". Diese tritt, dem Ablauf der Migrationsphase in der Matrix folgend, zuerst in der lateralen Hemisphärenwand auf und greift allmählich auf die dorsale und mediale Wand über. Von den oft zu beobachtenden diffusen Zellverdichtungen unter dem Randschleier unterscheidet sich die Rindenplatte durch eine anfänglich scharfe Kontur und eine gleichmäßige Zelldichte, die ihr auf dem histologischen Schritt ein bandförmiges Aussehen verleihen. Lateral und medial grenzen an die isocarticale Rindenplatte Zellschichten, die lockerer gebaut und weniger scharf von der angrenzenden Zwischenzone angehoben sind: die Anlage des praepiriformen Cortex und des Archicortex. Wenn man diese Formationen ebenfalls als Rindenplatten bezeichnet, muß man sich darüber im klaren sein, daß sie als eigene Bildungen grundsätzlich von der isocorticalen Platte zu unterscheiden sind.

Im Verlaufe des vierten Monats lockert sich die innere Lage der Rindenplatte auf (Abb. 18 b) und es wird eine Schichtenbildung sichtbar, die schon im Rindenplattenstadium regionale Differenzen aufweist (FILIMONOFF, 1926; POLIAKOFF, 1940). Nach der Darstellung von ECONOMO u. KOSKINAS (1925) wird die Rindenplatte durch das Auftreten von zwei hellen zellarmen Streifen aufgespalten. Es entstehen so drei zelldichte, dunkle und zwei helle zellarme Schichten. Unter Einbeziehung des Randschleiers als Molekularschicht ergibt das eine Sechsschichtung, die von ECONOMO u. KOSKINAS im Anschluß an BRODMANN als tektogenetischer Grundtypus aufgefaßt wird. Bereits FILIMONOFF (1929) und später JAKOB (1936) beschrieben jedoch, daß die Rindenplatte von einem Zellstreifen unterlagert wird, der viel lockerer gebaut ist als die Rindenplatte und von ihr durch eine helle, zellarme Zone getrennt bleibt. FILIMONOFF und JAKOB bezeichnen den Zellstreifen als „Unterschicht z" und beschreiben lokale Variationen, wonach Rindenplatte und Unterschicht in manchen Regionen scharf getrennt sind, in anderen (z. B. in der Calcarina) fließend ineinander übergehen.

Unsere Beobachtungen decken sich mit denen von FILIMONOFF und JAKOB. Nach unseren Befunden wird die Rindenplatte nicht durch zwei Aufhellungszonen gespalten, sondern nur durch eine. Auf diese Weise kommt es zu einer Schichtung, die schon während des vierten Monats bei Feten von 120 mm Scheitel-Steiß-Länge am oralen Pol der Hemisphäre sechs Lagen erkennen läßt (Abb. 18 c). Sie ist ein gutes Beispiel für das Zustandekommen des sechsschichtigen Rindentyps: die Rindenplatte wird zuerst von einer lockeren Zellage, der „Unterschicht z", unterlagert, so daß vier Schichten entstehen, wenn man den Randschleier und den zellarmen Zwischenraum zwischen Rindenplatte und Unterschicht z mitzählt. Wenn sich dann die Rindenplatte auflockert und durch einen Aufhellungsstreifen in zwei dunkle Lagen geteilt wird, wie es überall im Neocortex geschieht, dann hat man den sechsschichtigen „Grundtypus" vor sich: dabei wird der Randschleier zur Molekularschicht (Lamina I), die äußere, zelldichte Lage der Rindenplatte zur äußeren Körnerschicht (Lamina II), der helle, zellarme Zwischenraum, der die Rindenplatte teilt, zur äußeren Pyramidenschicht (Lamina III), die innere zelldichte Lage der Rindenplatte zur inneren Körnerschicht (Lamina IV), die zellarme Zone zwischen Rindenplatte und der Unterschicht z zur inneren Pyramidenschicht (Lamina V) und die Unterschicht z zur multiformen Schicht (Lamina VI).

Die Sechsschichtung sah BRODMANN (1909) als die fundamentale Rindengliederung an und bezeichnete sie als den „tektogenetischen Grundtypus" der homogenetischen Rinde, von dem sich die Vielfalt der verschiedenen Rindenformen ableiten läßt. Zur Annahme eines Grundtypus der Rinde kam BRODMANN aufgrund seiner Bearbeitung der Rindenentwicklung während des sechsten bis achten Monats, bei der ihm die gleichmäßige Sechsschichtung des ganzen Cortex während des sechsten und siebenten Monats auffiel. Er nahm an, daß die späteren arealen Unterschiede im Rindenbau durch Verschmälerung, Verbreiterung, Verdoppelung oder durch den Verlust einzelner Schichten zustandekommen. Gegen die Lehre BRODMANNs hat vor allem BECK (1940) Einwände erhoben, da er nachweisen konnte, daß der größte Teil der Area 4 schon im siebenten Monat völlig agranulär ist. Diesen Befund können wir bestätigen. Schon im fünften und sechsten Monat läßt sich die Praezentralregion von der Postzentralregion durch das Fehlen der inneren Körnerschicht abgrenzen (Abb. 23 a, 30 a). Wir möchten daraus jedoch nicht schließen, daß die praezentrale Rinde während ihrer Entwicklung nie eine Sechsschichtung aufgewiesen hat, denn eine solche ist bereits im vierten Monat im oralen Bereich der Hemisphäre zu beobachten. Die praezentrale Rinde kann also durchaus schon vor dem fünften Monat eine sechsschichtige Entwicklungsphase durchlaufen haben.

Wir können die Lehre BRODMANNs von einem Sechsschichtenstadium der homogenetischen Rinde bestätigen. Gegen die Vorstellung eines „Grundtypus" jedoch, der in allen Arealen das gleiche stereotype Bild bietet, müssen wir Einwände erheben. BRODMANN hat offenbar angenommen, daß dieser Grundtypus bezüglich der Breite und Zelldichte der einzelnen Schichten vollkommen einheitlich gebaut ist und erst sekundär aus ihm die Vielzahl der unterschiedlich gebauten Rindenfelder entsteht. Das ist nicht der Fall. Alle Rindenbezirke machen zwar ein sechsschichtiges Durchgangsstadium durch, dieses ist aber hinsichtlich der Beschaffenheit der einzelnen Schichten von Anfang an sehr variationsreich. O. VOGT (1919) hatte bereits die Vermutung ausgesprochen, daß sich der Typus der Felder schon frühzeitig an einem eigenen Entwicklungsgang bemerkbar macht. Bereits bei der Teilung der Rindenplatte treten regionale Verschiedenheiten der Teilstreifen auf. Ein Vergleich der Postzentralregion (Abb. 23 c) mit der Temporalregion (Abb. 24 a) aus dem fünften Monat zeigt, wie groß in frühen Differenzierungsstadien die Unterschiede des Rindenbaues bereits sind. Man sollte deswegen besser von einem „Sechsschichtenstadium" und nicht von einem „Grundtypus" der Rinde sprechen.

Die Differenzierung der Zellelemente beginnt in der fünften Schicht, wo die großen Pyramidenzellen allen anderen Schichten vorauseilen (FILIMONOFF, 1929; CONEL, 1939; RABINOWITSCH, 1964). Es folgen die Zellen der Lamina VI, während die Körnerschichten und die äußere Pyramidenschicht in der Zellreifung zurückbleiben. Hieraus ergibt sich eine Zweiteilung der Rinde: eine äußere, spät reifende Zone, die Laminae II bis IV, und eine innere, früh reifende, die Laminae V und VI, wobei es allerdings noch Unterschiede unter den verschiedenen Elementen innerhalb einer Schicht gibt. Den Reifeunterschied zwischen den äußeren und den inneren Rindenschichten, der sich schon an der dichten Lagerung der Elemente in den äußeren Laminae und der lockeren Anordnung der Elemente in den tieferen Laminae erkennen läßt, hat NISSL bereits 1911 bei der Untersuchung des Cortex von neugeborenen Kaninchen erwähnt: „Auch das geht aus der Betrachtung der Rinde der Neugeborenen ohne weiteres hervor, daß der innere Teil in der Entwicklung ungleich weiter fortgeschritten ist, als der äußere Teil."

Die frühe Zelldifferenzierung in den tiefen Schichten V und VI und die späte Differenzierung in den äußeren Schichten II bis IV wirft einige Probleme auf. Wenn man nämlich annimmt, daß die zuerst gebildeten und ausgewanderten Zellen an die Oberfläche der Rinde zu liegen kommen und die zuletzt ausgewanderten in der Tiefe die Grenze zur weißen Substanz bilden, dann müßte man entgegen den Befunden erwarten, daß die zuerst gebildeten Zellen an der Oberfläche auch am frühesten reifen, während die zuletzt gebildeten am spätesten reifen. Eine solche Schichtung inform sukzessiver Migrationswellen hatte TILNEY (1936) angenommen. In seiner Studie über die Entwicklung des Neocortex bei der Ratte beschreibt er drei Migrationswellen, von denen die erste die äußere Körnerschicht, die zweite die innere Körnerschicht und die dritte die innere Pyramidenschicht und die multiforme Schicht bilden sollen. ECONOMO u. KOSKINAS (1925) hatten dagegen angenommen, daß die mittlere der drei zelldichten Schichten, also die Lamina IV, nicht nur die innere Körnerschicht bildet, sondern auch das Zellmaterial für die Laminae III und V abgibt. Diese Ansichten sind durch die Untersuchungen von BERRY, ROGERS u. EAYRS (1961), die die Wanderung und Ablagerung der Rindenelemente bei Rattenfeten mit markiertem Thymidin verfolgten, fragwürdig geworden. Diese Autoren fanden, daß die zuerst ausgewanderten Zellen

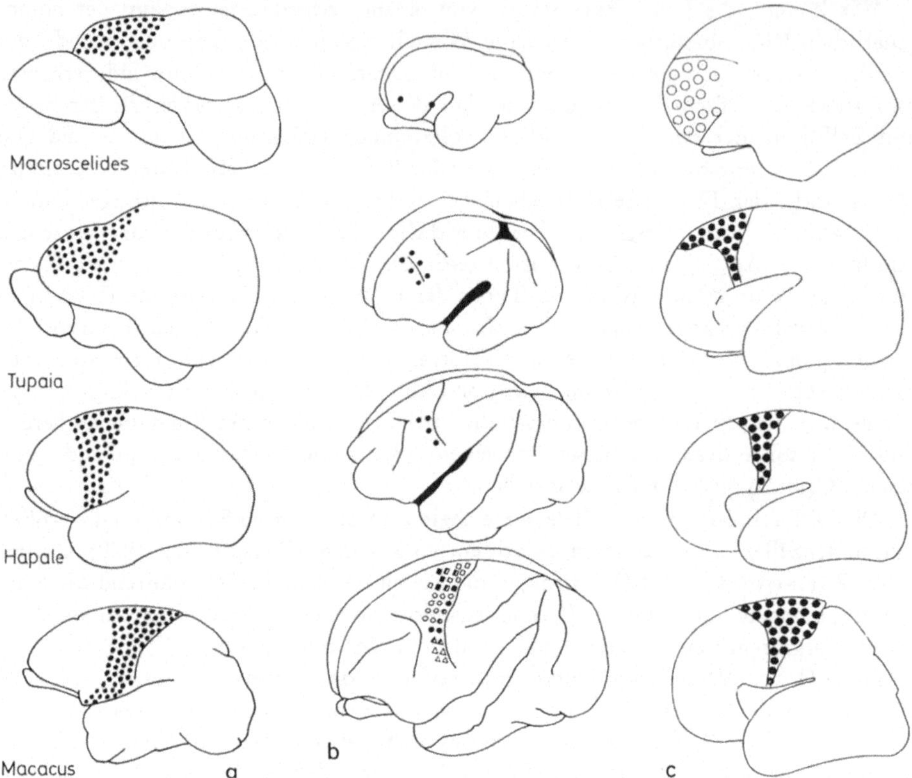

Abb. 54. Die Wanderung der Zentralregion während der Phylogenese und Ontogenese. a Die Lage der Präzentralregion in der Primatenreihe (modifiziert nach ELLIOT SMITH). b Die Lage der Präzentralregion bei elektrischen Reizversuchen an verschieden alten Macacusfeten (nach MARION HINES). c Die Lage der Präzentralregion in der Hemisphäre verschieden alter menschlicher Feten. Die Identität der polaren Region im vierten Monat mit der Präzentralregion ist nicht gesichert

in der Tiefe liegen bleiben, während die später auswandernden Zellen an den äußeren Rand der Cortexanlage gelangen. Zur Erklärung dieses eigenartigen Phänomens verweisen die Autoren auf die Phylogenese. Parallelen der Cortexbildung in Phylogenese und Ontogenese haben schon KUHLENBECK u. DOMARUS (1920) nachgewiesen: im Endhirn der Amphibien liegen die nervösen Zellelemente noch in direkter Umgebung des Ventrikels, erst bei den Reptilien kommt es zu einer Trennung vom zentralen Grau und zu einer Rindenbildung und bei den Säugern schließlich schiebt sich die Rinde bis zum äußeren Rande der Hemisphäre. Die Endhirnentwicklung des Menschen zeigt ähnliche Phasen und es erscheint demnach verständlich, daß die am frühesten gebildeten Zellen ventrikelnah, die am spätesten gebildeten aber ventrikelfern am äußeren Rande des Cortex liegen.

Die Wanderung der Zentralregion. Die früheste Sechsschichtung der Rinde fanden wir im vierten Monat am oralen Pol der Hemisphäre. Dieser Befund ist ungewöhnlich, denn der frontopolare und frontobasale Teil des Neocortex gilt als ein ausgesprochen spät entwickeltes Gebiet. Nun kann man aber eigentlich erst vom fünften Monat an von einem Frontallappen sprechen (vgl. Morphogenese der Hemisphäre, S. 72) und es ist daher der Schluß naheliegend, daß es sich bei dem erwähnten Cortexbezirk gar nicht um den bleibenden Pol des Frontallappens handelt, sondern um ein Gebiet, das im Verlaufe der Entwicklung verlagert wird. Anders ist es überhaupt nicht zu erklären, daß wir im fünften Monat in der gleichen Position eine ausgesprochen undifferenzierte Rinde antreffen. Bei der früh geschichteten oralen Rinde kann es sich nur um ein Gebiet handeln, das den übrigen Regionen in der Entwicklung vorauseilt, was im frontalen Bereich allein für die Präzentralregion zutrifft. Wir nehmen daher an, daß es sich bei dem früh geschichteten oralen Bezirk um die Präzentralregion handelt. Zu dieser Annahme berechtigt uns die Tatsache, daß die Präzentralregion auf den Hirnkarten des fünften, sechsten und achten Monats eine auffallende Lageveränderung zeigt (Abb. 26, 34 und 46). Sie liegt im fünften Monat sehr weit rostral und wandert dann in caudaler Richtung, bis sie im achten Monat ihre endgültige Position erreicht hat. In dieser faßbaren Lageveränderung sehen wir die Fortsetzung und den Abschluß einer Wanderung der Präzentralregion von einer ursprünglich rostralen Position über dem Rhinencephalon bis zur Parietalgegend.

Die Phylogenese, in der wir zahlreiche aufschlußreiche Parallelen zur Ontogenese des Gehirns beobachten können, zeigt bei der Entwicklung der Präzentralregion einen durchaus vergleichbaren Vorgang. Die auf Abb. 54 a zusammengestellten Beispiele, die verschiedenen Arbeiten von ELLIOT SMITH entnommen sind, lassen erkennen, daß bei Insektivoren (Macrosceliden) die Präzentralregion den frontalen Pol der Hemisphäre einnimmt. Bei Tupaja erreicht sie ihn nicht mehr, und schon bei den Halbaffen (Hapale) hat sich ein relativ großer Frontallappen ausgebildet, der die Präzentralregion in caudaler Richtung verlagert hat. Dieser Prozeß ist bei den Affen noch weiter gegangen und hat zu einer Verlagerung der Präzentralregion in den Parietalbereich geführt. Hier begegnen wir also genau der gleichen Lageveränderung, wie wir sie aufgrund unserer Befunde für die Ontogenese der menschlichen Hemisphäre annehmen.

In die gleiche Richtung weisen Reizversuche von MARION HINES (1944) am Cortex von Macacus-Feten verschiedenen Alters. Sie erzielte bei elektrischer Reizung motorische Effekte, deren Lokalisation sie auf einigen Zeichnungen wiedergibt (Abb. 54 b). Beim frühesten Entwicklungsstadium liegen die Reizerfolge über dem Riechhirn und wandern bei den älteren Feten immer weiter caudalwärts, bis sie vor der Geburt in der endgültigen Position der Präzentralregion liegen. M. HINES interpretiert freilich anders als wir. Die anfänglich rostrale Lage der motorischen Reizpunkte führte sie zu der Annahme, daß die vor der Zentralregion gelegenen Felder früher reif und funktionstüchtig seien als die Präzentralregion. Diese Meinung steht jedoch im eklatanten Widerspruch zu den seit langem bekannten morphologischen Befunden der Myelogenese, der Fibrillogenese und der Nisslschollenbildung, nach denen die Zentralregion der am frühesten reifende Bezirk des ganzen Neocortex ist. Wir glauben daher, daß die Deutung von M. HINES nicht zutrifft und daß ihre Experimente in unserem Sinne für eine Verlagerung der Präzentralregion sprechen.

Die Lageveränderung der Präzentralregion während der Ontogenese haben wir auf Abb. 54 c schematisch dargestellt, damit man sie mit den Befunden der vergleichenden Anatomie und der Reizphysiologie vergleichen kann. Die erste Figur gibt die Lage der polaren, früh geschichteten Rinde im vierten Entwicklungsmonat wieder, von der wir annehmen, daß es sich um die spätere präzentrale Rinde handelt. Die drei weiteren Figuren zeigen die Präzentralregion auf den Hirnkarten des fünften, sechsten und achten Monats. Wie in den daneben stehenden Figurenreihen ist eine allmähliche Wanderung der Präzentralregion in caudaler Richtung zu erkennen.

Das Reifungsgefälle. Unsere Hirnkarten bringen Rindenfelder und Reifungsunterschiede gemeinsam zur Darstellung. Diese Betrachtungsweise, die sich nur an die tatsächlich vorhandenen Strukturunterschiede der Rinde hält, hat den Vorteil, daß man verfolgen kann, wie aus den Gebieten, die anfangs nur Bezirke von verschiedener Rindenreife sind, langsam die bleibenden Felder auftauchen. *Es wird aber auch deutlich, daß die bleibenden Rindenfelder zum Teil Ausdruck einer heterochronen Reifung sind. Am deutlichsten ist das am Frontallappen, an dem der Reifungsprozeß von der Area 4 bis zum basalen Neocortex stufenweise fortschreitet und die bleibende Rinde eine entsprechende Abstufung des Differenzierungsgrades beibehält.* Eine nicht ganz so ausgeprägte Abstufung liegt auch im Temporallappen vor, in dem der Reifungsprozeß von der Area 41/42 über die Area 22 und 21 bis zum Feld 20 fortschreitet.

Eine solche stufenweise Strukturänderung der Hirnrinde über mehrere Felder hinweg fiel schon C. u. O. Vogt (1919) am reifen Gehirn auf und wurde von ihnen als „areale Gradation" bezeichnet. Sie läßt sich als architektonisches Prinzip an zahlreichen Feldern der Hirnrinde nachweisen und hat mit großer Wahrscheinlichkeit

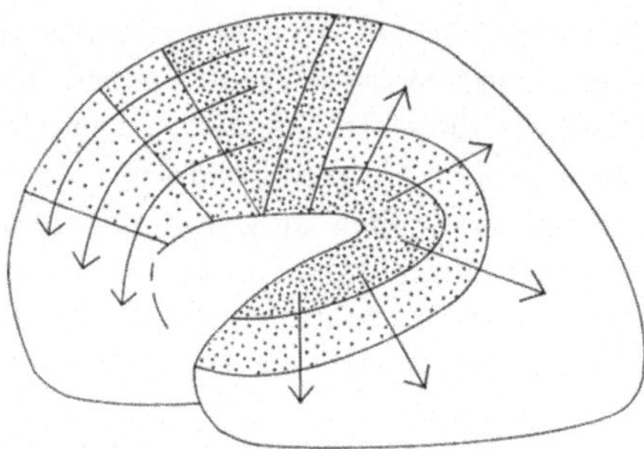

Abb. 55. Das Reifungsgefälle im Neocortex (schematische Darstellung). Von der früh differenzierten Präzentralregion schreitet die Reifung der Rinde in fronto-basaler Richtung voran. Caudal von der Zentralregion dehnt sich der Differenzierungsprozeß vom inneren periinsulären Segment ausgehend auf die umliegenden Areale aus

Beziehungen zum Reifungsgefälle während der Hemisphärenentwicklung. Sanides (1962) konnte an der Rinde des Frontallappens eine „Gradiation" der Felder nachweisen, die in der gleichen Richtung verläuft wie der Reifungsablauf der frontalen Rinde und die durchaus als dessen Resultat angesehen werden kann. Sanides sieht denn auch die arealen Gradationen als bleibenden Ausdruck der Differenzierungs- und Wachstumsrichtungen an.

Das Reifungsgefälle verläuft auf der Hemisphäre in bestimmten Richtungen, wobei die Zentralregion eine wichtige Grenze darstellt. Abb. 55 zeigt schematisch die allgemeinen Reifungsgradienten des Neocortex. Oral von der Zentralfurche liegt das am frühesten und am weitesten differenzierte Gebiet, die Präzentralregion. Von hier aus dehnt sich der Differenzierungsprozeß in frontobasaler Richtung, also in Richtung auf den frontalen Anteil des basalen Neocortex, aus, so daß weitere Sektoren von verschiedenen Differenzierungsgraden entstehen. Caudal von der Zentralfurche liegen die frühdifferenzierten Gebiete als Postzentralregion der Furche an und legen sich als halbkreisförmige Segmente um die Insel herum. Von diesen Segmenten aus schreitet die Differenzierung allseitig in Richtung auf die Mantelkante und auf die Lateralkante zu fort. Die Segmente umschließen die Insel jedoch nur caudal von der Zentralfurche. In den Gebieten, die oral vom Sulcus centralis an die Insel grenzen, wie die Area 44, tritt keine frühzeitige Differenzierung ein.

Der Frontallappen einerseits und der Parietallappen und Temporallappen andererseits zeigen also einen durchaus unterschiedlichen Ablauf der Rindendifferenzierung. Ein solcher Unterschied fällt auch bei der Schichtenbildung der Rinde während des fünften bis achten Monats auf: die Parietal- und Temporalrinde durchlaufen im Prinzip den gleichen Entwicklungsweg, während die Frontalrinde einen eigenen Differenzierungsgang zeigt. Die parietale und temporale Rinde ist während der Entwicklung durch die betonten Aufhellungsstreifen (Lamina III und V) und durch die ausgeprägte radiäre Anordnung der Elemente charakterisiert. Die frontale Rinde dagegen weist erst im siebenten und achten Monat deutlichere Aufhellungsstreifen auf, die jedoch nie das Rindenbild beherrschen (38 a), und statt der radiären Gliederung bemerkt man eine Horizontalstreifung (42 b), die schon KONONOWA (1940) als charakteristisch für die frontale Rinde ansah.

Das im Frontallappen dargestellte Reifungsgefälle stimmt mit den Befunden anderer Autoren überein: FLECHSIG (1920) und C. u. O. VOGT (1919) fanden die früheste Markreifung in der Zentralregion und eine sehr späte im basalen Neocortex. Entsprechend lokale Unterschiede in der Differenzierung der Nervenzellen beschrieben CONEL (1939) beim Neugeborenen und RABINOWICZ (1964) beim achtmonatigen Feten. Dagegen findet das von den periinsulären Segmenten ausgehende Reifungsgefälle nur in den Angaben über die frühe Differenzierung der Area 41 und 42 eine Bestätigung. Angaben über eine frühere Reifung der periinsulären Segmente fehlen. Immerhin kann man den Abbildungen C. VOGTS (1919) entnehmen, daß in dieser Region, dem Gyrus supramarginalis (sive circumflexus) und dem Gyrus temporalis superior, die Markreifung früher einsetzt als im angrenzenden Gyrus angularis und Gyrus temporalis medius. CONEL (1939) zählt neben der Zentralregion und der Calcarina die Felder 41 und 42 als Zentrum der Differenzierung auf, von denen aus graduell der Entwicklungsgrad der Nervenzellen mit zunehmender Entfernung abnimmt. Während er ein solches Differenzierungsgefälle im Temporallappen erwähnt, beschreibt er nichts dergleichen im Parietallappen. Dabei muß man freilich berücksichtigen, daß ein großer Teil der periinsulären Segmente in die Tiefe auf die Innenfläche der Opercula verlagert wird und daß diese Rinde im Bereich des parietalen Operculums meist vernachlässigt worden ist.

Die Einteilung der Hirnrinde

Das Neopallium, das vom vierten Monat an die Insel, den Palaeocortex und Archicortex überwuchert und in die Tiefe drängt, macht am fertigen Gehirn den größten Teil der Endhirnhemisphäre aus. Die früh entwickelten Regionen stellen dann einen so verschwindenden Anteil dar, daß BRODMANN sie auf seiner Hirnkarte kaum berücksichtigt. Auch von anderen Bearbeitern wird das Neopallium als die eigentliche Hemisphäre und der Neocortex als die eigentliche Hirnrinde angesehen, während die übrigen grauen Bezirke des Endhirns danach charakterisiert werden, inwieweit sie dem Neocortex ähnlich oder unähnlich sind. Sie werden als „heterogenetische Rinde" (BRODMANN) oder als „Allocortex" (O. VOGT) gekennzeichnet, was eigentlich nichts anderes besagt, als daß diese Bezirke „anders" sind als der Neocortex. Auch die Bezeichnung „Cortex rudimentarius", „Cortex primitivus" oder „defekte Rinde" kennzeichnen die früh entwickelten Hemisphärenanteile nur im Hinblick auf den Neocortex. Die Gliederung der vergleichenden Anatomen in einen Palaeocortex, einen Archicortex und einen Neocortex stellt dagegen die verschiedenen Rindenformen als gleichwertige Einheiten nebeneinander. Sie schließt freilich gleichzeitig mit den Begriffen „Palaeo-", „Archi-" und „Neo-" eine der phylogenetischen Entwicklung entnommene Altersbestimmung ein, die bei einer streng deskriptiven Architektonik unerwünscht und bei der Homologisierung zwischen Submammaliern und Mammaliern noch problematisch sein mag. Für unsere ontogenetische Betrachtungsweise jedoch, bei der die heterochrone Reifung der einzelnen Hirnabschnitte im Mittelpunkt der Untersuchung steht, ist diese Nomenklatur geeignet wie keine andere.

Aus der Anschauung, daß Palaeocortex und Archicortex unvollständige Formen des Cortex, d. h. des Neocortex, seien, leiten sich auch die Versuche her, die Rindenschichten der verschiedenen Cortextypen zu homologisieren. Nach BRODMANN besteht der Archicortex aus der ersten und sechsten Schicht des Neocortex, nach ARIENS KAPPERS (1936) dagegen aus der zweiten, vierten und fünften neocorticalen Schicht. Der Palaeocortex wiederum soll nach ARIENS KAPPERS und nach BECK (1940) die erste und zweite neocorticale Schicht enthalten. Andere Autoren, wie M. ROSE u. KUHLENBECK (1927, 1929), denen wir uns anschließen, lehnen solche Homologien ab. Nach unserer Ansicht müssen die einzelnen Bestandteile der Hemisphäre genauso als selbständige Bezirke unterschieden werden wie die Abschnitte des Zwischenhirns.

Die Cortexgliederung nach FILIMONOFF. Auf ontogenetischer Basis wurden von FILIMONOFF (1947) und von FEREMUTSCH (1962) Einteilungen der Hirnrinde erarbeitet, die auf der Frühentwicklung der Rinde, d. h auf der unterschiedlichen Ausbildung der Rindenplatte basieren. Auch BRODMANN hatte seiner Rindengliederung ontogenetische Befunde zugrunde gelegt, aber dabei vor allem die späte Entwicklung vom sechsten bis achten Monat berücksichtigt. FILIMONOFF unterscheidet einen „Cortex completus" (Isocortex) und einen „Cortex incompletus" (Allocortex). Beide zeigen von Anfang an einen eigenen Entwicklungsgang und werden voneinander durch Zwischenformationen getrennt. So liegt als Grenzgebiet um den Archicortex der „Periarchicortex", zu dem FILIMONOFF die entorhinale und die praesubiculäre Rinde rechnet, und an der Grenze zwischen Neocortex und Palaeocortex (bei FILIMONOFF „Semicortex" genannt) liegt der „Perisemicortex", der die ventralen Inselfelder (Mesocortex und Teile der praepiriformen Rinde) einschließt. Den „Periarchicortex" und den „Perisemicortex" faßt FILIMONOFF als „Periallocortex" oder „Cortex intermedius" zusammen, so daß er schließlich drei fundamentale Rindenformen unterscheiden kann: Isocortex, Allocortex und Cortex intermedius.

Die Einführung der Begriffe „Periarchicortex" und „Perisemicortex" erlaubt eine systematische Einordnung von Grenzformationen, die bisher in ihrer Stellung zwischen den beiden Cortexformen Isocortex und Allocortex schwer zu definieren waren. Das ist der große Vorzug dieser Gliederung. FILIMONOFF geht aber zu weit, wenn er die Grenzbezirke zu einem dritten Rindentyp, dem „Cortex intermedius" macht. Der „Periarchicortex und der „Perisemicortex" weichen in ihrem Bau zu weit voneinander ab, als daß man sie zu *einer* Cortexform zusammenfassen könnte. Hier wird um des Systems willen den histologischen Gegebenheiten Zwang angetan. Der „Cortex intermedius" wurde in Anlehnung an den Begriff des „Allocortex" konzipiert und leidet an der gleichen Ungereimtheit wie dieser, daß mit ihm strukturell und entwicklungsgeschichtlich völlig verschiedene Formationen zusammengefaßt werden.

Die Cortexgliederung nach FEREMUTSCH. Bei seiner Gliederung geht FEREMUTSCH von der Anlage der Rindenplatte aus. Den basal gelegenen Palaeocortex, in dessen Bereich es nicht zur Ausbildung einer Rindenplatte kommt, sondert er ab und stellt ihm die übrigen Cortexformen, die zuerst als Rindenplatte angelegt werden, gegenüber. Diese sind Abkömmlinge des Palliums, in dessen latero-basalem und medio-basalem Wandabschnitt je eine Rindenplatte auftritt, deren frühe Differenzierung FEREMUTSCH mit Hilfe der Kerngrößenmessung nachweisen kann. Lateral handelt es sich um die Rindenplatte des präpiriformen Cortex und medial um die Rindenplatte des Archicortex. Zwischen beiden allocorticalen Platten spannt sich die Rindenplatte des Isocortex (Neocortex), die sich erst spät differenziert. FEREMUTSCH trennt also den präpiriformen Cortex vom Palaeocortex ab, wobei der eigene Entwicklungsweg der präpiriformen Rinde über eine Rindenplatte für ihn das entscheidende Kriterium ist, und stellt ihn dem medial gelegenen Archicortex als laterales Pendant gegenüber. Beide faßt er als „Allocortex" zusammen, während er dem Palaeocortex als „basaler Rinde" eine eigene Stellung einräumt. Er unterscheidet also drei verschiedene Rindenformen: den Isocortex, den „Allocortex" (beides dorsale Rindentypen, die als Rindenplatte angelegt werden) und die „basale Rinde" (ohne Rindenplatte).

Unsere Auffassung von der Einteilung des Cortex deckt sich teilweise mit den Ergebnissen von FEREMUTSCH. Vor allem die Abtrennung des präpiriformen Cortex vom Palaeocortex läßt sich nach unseren Befunden folgerichtig aus der unterschiedlichen Entwicklung beider Bezirke ableiten. Schon ihre frühesten Anlagen im zweiten Monat erscheinen als zwei verschiedene Formationen, die durch einen zellarmen Bezirk voneinander getrennt werden. Dieser Bezirk stellt den ursprünglichen, noch während des dritten Monats erkennbaren Oberflächenanteil des Corpus striatum dar (Abb. 5, 7), der bei den Oberflächengliederungen der Hemisphäre stets unberücksichtigt bleibt, obwohl das Striatum ein Hemisphärenbestandteil von der gleichen Wertigkeit wie der Palaeocortex oder der Archicortex ist. Bei der Gliederung der Ventrikelfläche, die einen besseren Einblick in den Aufbau der Hemisphäre vermittelt, ist das Striatum nicht zu übersehen: es liegt zwischen dem palaeocorticalen und dem insulären Wandabschnitt und zwischen diesen beiden Bezirken ist es auch an der Oberfläche zu suchen.

Die Zusammenfassung des Archicortex und des praepiriformen Cortex zum „Allocortex" lehnen wir freilich genauso ab, wie den „Cortex intermedius" FILIMONOFFS. Die Uneinheitlichkeit des Allocortex steht außer Zweifel und die Gliederung in unabhängige Teilabschnitte, die selbständig neben dem Neocortex stehen, wird den tatsächlichen morphologischen Verhältnissen viel eher gerecht. In diesem Sinne sprach schon KUHLENBECK (1929) von einer zonalen Gliederung des Endhirnes. Wir stellen daher den Palaeocortex, den Archicortex und das Inselareal als selbständige Regionen neben den Neocortex. Bei der Rindengliederung erscheint es uns wesentlich, daß sich ein Rindentyp in einem abgegrenzten und in seiner Entwicklung unabhängigen Wandabschnitt der Hemisphärenblase bildet. Eine Rindengliederung setzt eine Gliederung der Hemisphärenblase voraus, d. h. eine sektorenweise Unterteilung der Hemisphärenblasenwand, wobei ein Wandabschnitt dem anderen völlig gleichwertig ist, gleichgültig, ob das nervöse Grau sich in ihm zu einer Rinde, zu einem Kern oder zu einer Übergangsformation zwischen beiden entwickelt. *Genauso, wie wir im Zwischenhirn Hypothalamus und Subthalamus, Thalamus und Epithalamus als selbständige Zonen des Neuralrohres unterscheiden, können wir auch im Endhirn Palaeocortex und Striatum, Neopallium und Archipallium als selbständige Wandabschnitte der Hemisphärenblase abgrenzen*, denn schließlich ist die Großhirnhemisphäre wie die Wand des Zwischenhirnes nichts anderes als eine Hälfte des Neuralrohres.

Zusammenfassung

1. Die Arbeit behandelt die Entwicklung der Endhirnhemisphäre vom primitiven Blasenstadium bis zur bleibenden arealen Gliederung ihrer Oberfläche. Dabei wurde nicht nur die Differenzierung der Außenfläche, sondern auch die Entwicklung der Innenfläche, also der Ventrikelwand, behandelt. Im Mittelpunkt der Untersuchung steht die Entfaltung der Hemisphäre als Ganzes und die Massenverschiebungen, die während des Entwicklungsprozesses stattfinden. Einzelheiten der Histogenese werden nur insoweit berücksichtigt, als sie Aufschluß über topographische Veränderungen geben.

2. Es wird die Morphogenese des Seitenventrikels dargestellt und dabei auf die Rotation der Hemisphäre, die Ausbildung des Vorderhornes und des Hinterhornes eingegangen. Der Vorgang der Rotation resultiert aus dem Zusammenspiel von Hemisphärenstiel- und Hemisphärenblasenwachstum. Das Vorderhorn entsteht durch ein aktives Wachstum der Ventrikelwand, das Hinterhorn dagegen durch die Verformung des Hemisphärenbodens infolge der Vergrößerung des Kleinhirns.

3. Die Hemisphäre gliedert sich in fünf Abschnitte, die sich sowohl an der Außenfläche als auch an der Innenfläche abgrenzen lassen. Sie sind bereits an der primitiven Hemisphärenblase zu erkennen und unterscheiden sich durch einen eigenen Entwicklungsweg während der Embryogenese. Die Abschnitte sind: der Palaeocortex, das Striatum, die Insel, das Archipallium und das Neopallium.

4. Der ursprünglich sehr ausgedehnte Palaeocortex ist in der zweiten Hälfte des zweiten Monats abzugrenzen. Seine Zentren sind schon am Ende des vierten Monats weitgehend differenziert. Seine Matrix zeigt während der Entwicklung keine Migrations- und Exhaustionsphase (Aufbrauch), sondern eine ständige, mäßige Zellauswanderung, was dem Verhalten der Hypothalamusmatrix im Zwischenhirn entspricht. Der Palaeocortex wird mit Ausnahme des Nucleus amygdalae durch die Entfaltung des Striatums völlig von seinem ventrikulären Ursprungsgebiet getrennt, so daß am reifen Gehirn keine topographische Beziehung zwischen beiden mehr zu erkennen ist.

5. Der Striatumabschnitt ist bereits Mitte des zweiten Monats gut zu erkennen. Seine Matrix zeigt ausgeprägte Phasen der Migration und Exhaustion. Dabei tritt eine caudo-orale Reifungsdifferenz auf. Die Exhaustion der Matrix setzt caudal (Putamen, Caudatumschwanz) Ende des vierten Monats ein, oral dagegen (Caudatumkopf) sistiert die Migration erst im siebenten Monat. Obwohl das Striatum nicht an der Oberfläche der Hemisphäre vertreten ist, muß es als ein selbständiger Wandabschnitt zwischen Palaeocortex und Insel angesehen werden.

6. Das Archipallium unterscheidet sich in der zweiten Hälfte des zweiten Monats durch seinen breiten Randschleier vom Neopallium. In seiner Matrix setzt die Migrationsphase erst am Ende des dritten Monats ein und dauert nur während des vierten Monats an. Sie ist kürzer und weniger intensiv als im Neopallium. Der Archicortex bildet sich während des vierten Monats aus. Seine Entwicklung setzt später ein und ist früher abgeschlossen als die des Neocortex. Die oralen und mittleren Abschnitte des Archipalliums werden durch die Balkenentwicklung von ihrem ventrikulären Ursprungsgebiet abgedrängt. Sie machen eine Rückbildung durch und stellen später das Induseum griseum des Balkens dar.

7. Die Insel ist bereits am Ende des zweiten Monats vom Neopallium gut abzugrenzen. Die Migrations- und Exhaustionsphase ihrer Matrix eilt den Phasen der neopallialen Matrix voraus, die erste um zirka drei, die zweite um zirka acht Wochen. Auch die Anlage der Rindenplatte und die Differenzierung der Rinde setzen früher ein als im Neopallium. Das ventrikuläre Ursprungsgebiet des Inselcortex wird durch die Volumenzunahme des Striatums weit abgedrängt, so daß der Inselcortex am reifen Gehirn keine Ventrikelbeziehung mehr aufweist.

8. Das Neopallium behält bis zum Ende des dritten Monats das Blasenstadium bei. Die Migrationsphase seiner Matrix und die Bildung der Rindenplatte beginnen erst in der Mitte des dritten Monats. Während im Vorderhorn die Migration zur Zeit der Geburt noch nicht völlig abgeschlossen ist, beginnt der Aufbrauch in der Matrix der Area striata schon im sechsten Monat. Die in der Nachbarschaft des Archipalliums liegenden Partien des Neopalliums weisen eine etwas verspätete und verkürzte Migrationsphase auf.

9. Die Schichtenbildung im Neocortex beginnt bereits in der Mitte des vierten Monats. Bei der Rindenentwicklung verläuft das Differenzierungsgefälle im Frontalhirn von der Präzentralregion in oraler und ventraler Richtung, caudal von der Zentralfurche dagegen von der Umgebung der Insel aus in Richtung auf das Archipallium. Neben der Zentralregion sind die der Insel benachbarten Heschlschen Windungen am frühesten differenziert. Am spätesten setzt die Schichtenbildung im basalen Neocortex des Frontal- und Temporallappens ein. Während der Stratifizierung tritt in allen Areae ein Sechsschichtenstadium auf, das von Anfang an areale Besonderheiten aufweist.

10. Die früh differenzierte Zentralregion macht während der Hemisphärenentwicklung eine bemerkenswerte topographische Veränderung durch. Unsere Befunde sprechen dafür, daß sie im dritten und vierten Monat frontal über dem Riechhirn liegt und erst während der folgenden Monate durch die späte Entfaltung des Frontallappens parietalwärts verlagert wird. Es werden vergleichend anatomische und reizphysiologische Ergebnisse anderer Autoren angeführt, die diese Auffassung stützen.

11. Die verschiedenen Abschnitte der Hemisphäre lassen sich während der Entwicklung an der Wand des Seitenventrikels infolge des zeitlich unterschiedlichen Ablaufes der Matrixphasen voneinander unterscheiden. Dieser heterochrone Verlauf von Migrations- und Exhaustionsphasen in bestimmten Matrixabschnitten findet in der heterochronen Reifung der entsprechenden Kern- und Rindenbezirke eine Parallele, so daß eine Zuordnung von Rindenarealen zu umschriebenen Matrixabschnitten möglich wird.

Summary

1. The investigation deals with the development of the human hemisphere starting with the stage of the primitive vesicle and ending with the architectonic subdivision of the surface. It is mainly concerned with the development of the hemisphere as a whole and with the dynamics of morphogenesis. Histogenetic details are discussed as far as they indicate topographical changes. The differentiation of the outer surface has been taken into consideration as well as the differentiation of the inner surface.

2. The morphogenesis of the lateral ventricles is demonstrated and the "rotation" of the hemisphere, the development of the frontal and of the occipital horn is discussed. The "rotation" of the end brain vesicle results from the correlative growing of the compact "hyposphaerium" and of the vesicle like "episphaerium". The frontal horn of the ventricle originates from an active growing of the ventricular wall, the occipital horn on the other hand is a result of a deformation of the basal hemispheric wall caused by the enlargement of the cerebellum.

3. The end brain vesicle is subdivided in different segments which can be identified at the outer surface as well as at the inner surface. They are visible already in the primitive hemisphere and differ not only by a different structure in the adult brain but also by a particular development during embryogenesis. The segments are: the palaeocortex, the striatum, the insula, the neopallium and the archipallium.

4. The palaeocortex can be identified in the second half of the second month and is fairly well differentiated at the end of the fourth month. The matrix of the palaeocortex does not show phases of migration and exhaustion during the development, but a continuous low cell migration similar to the matrix of the hypothalamus in the diencephalon. By the enlargement of the corpus striatum the palaeocortical centers, except the nucleus amygdalae, are separated from their ventricular area of origin, so that in the adult brain no topographical relation between palaeocortex and corresponding ventricular wall exists.

5. The sector of the striatum can be recognized well already in the middle of the second month. His matrix shows distinct phases of migration and exhaustion with a caudo-oral difference: the exhaustion of the matrix begins caudally (putamen, tail of the caudatum) at the end of the fourth month, orally (head of the caudatum) the migration ends not before the seventh month. Though the striatum is not represented at the surface of the hemisphere, it has to be recognized as an independent sector of the hemispheric wall between palaeocortex and insula.

6. During the second half of the second month the archipallium is characterized by it's broad marginal layer. The phase of migration starts in the archipallial matrix not before the end of the third month and lasts only during the fourth month. It is shorter and less intensive than in the neopallial matrix. The archicortex differentiates during the fourth month. It's development starts later and ends earlier than the development of the neocortex. The oral and medium parts of the archicortex are pushed off from the ventricular area of origin by the development of the corpus callosum. They undergo an involution and represent finally the induseum griseum of the corpus callosum.

7. The insula can be separated from the neopallium at the end of the second month. The phases of migration and exhaustion in it's matrix are ahead of the phases in the neopallial matrix, the first for nearly three, the second for nearly eight weeks. The development of the cortical plate and the differentiation of the cortex begin earlier than in the neopallium. By the enlargement of the striatum the ventricular area of origin is pushed far off, so that the insular cortex has no relation to the ventricle in the adult brain.

8. The neopallium is a thin vesicular wall up to the end of the third month. The phase of migration and the development of the cortical plate start in the middle of the third month. While the cell migration in the wall of the frontal horn is not yet completed at the time of birth, the exhaustion in the matrix of the area striata starts already in the sixth month. The neopallial areas near the archipallium have a belated and shortened phase of migration.

9. The lamination of the neocortex starts frontally already in the middle of the fourth month. In the frontal lobe the gradient of cortical differentiation takes an oral and ventral course, caudally of the central fissure it takes a course from the surroundings of the insula in the direction of the archipallium. During the lamination in all areas a stage of six layers appeares which shows from the beginning pecularities in the single areae.

10. During the development of the hemisphere the position of the central region is changed. The findings of the present investigation indicate a frontal position above the rhinencephalon during the third and fourth month. During the following months the central region is displaced into it's final parietal position. Results of other authors in comparative anatomy and in physiology are cited which confirm this conception.

Literatur

Ariens Kappers, C. U., G. C. Huber, and E. C. Crosby: The comperative anatomy of the nervous system of vertebrates, including man. MacMillan Co. New York: 1936.

Bailey, P., and Bonin, G. v.: The Isocortex of Man. University of Illinois Press: Urbana 1951.

Beck, E.: Morphogenie der Hirnrinde. Berlin: Julius Springer 1940.
— Neues zur Morphogenie des Cornu Ammonis. Allg. Z. Psychiat. **124**, 69—86 (1949).

Bielschowsky, M.: Über Mikrogyrie. J. Psychol. Neurol. **22**, 1—47 (1918).
— Über die Oberflächengestaltung des Großhirnmantels bei Pachygyrie. Mikrogyrie u. bei normaler Entwicklung. J. Psychol. Neurol. **30**, 29—75 (1924).

Bolton, J. S., and J. M. Moyes: The cyto-architecture of the cerebral cortex of a human foetus of eighteen weeks. Brain **35**, 1—25 (1912).

Brockhaus, H.: Zur normalen und pathologischen Anatomie des Mandelkerngebietes. J. Psychol. Neurol. **49**, 1—136 (1940).
— Die Cyto- und Myeloarchitektonik des Cortex claustralis und des Claustrum beim Menschen. J. Psychol. Neurol. **49**, 249—348 (1940).

Brodmann, K.: Vergleichende Lokalisationslehre der Großhirnrinde. Leipzig: J. A. Barth 1909.

Conel, Le Roy: The postnatal development of the human cerebral cortex. Cambridge: Havard University Press 1939, 1941, 1947, 1951, 1963.

Day, R.: Casts of foetal lateral ventricles. Brain **82**, 105—115 (1959).

Diepen, R.: Formveränderungen des Hypothalamus in Phylo- und Ontogenese. Dtsch. Z. Nervenheilk. **159**, 340—358 (1948).

Economo, C. v., u. G. N. Koskinas: Die Cytoarchitektonik der Hirnrinde des erwachsenen Menschen. Berlin: Springer 1925.

Edinger, L.: Über die Herkunft des Hirnmantels in der Tierreihe. Berl. klin. Wschr. **43**, 1—13 (1905).
— Vorlesungen über den Bau der nervösen Zentralorgane des Menschen und der Tiere. Leipzig: Vogel 1911.

Escolar, J.: El complejo amigdalino en relacion con el allocortex, considerado ontogenica y filogenicamente. An. Anat. **8**, 1—231 (1959).

Feremutsch, K.: Der Bauplan des Endhirns, speziell der Rinde. Schweiz. med. Wschr. **80**, 1218 (1950).
— Die Morphogenese des Palaeocortex und des Archicortex. In: Feremutsch u. Grünthal[7] Beiträge zur Entwicklungsgeschichte und normalen Anatomie des Gehirns. Basel: Karger 1952.
— Die embryonale Fundamentalgliederung der Hirnrinde. Z. Anat. Entwickl.-Gesch. **123**, 264—270 (1962).

Filimonoff, I. N.: Zur embryonalen und postembryonalen Entwicklung der Großhirnrinde des Menschen. J. Psychol. u. Neurol. **39**, 323—389 (1929).
— A rational subdivision of the cerebral cortex. Arch. Neurol. Psychiat. **58**, 296—311 (1947).

Goldstein, K.: Beiträge zur Entwicklung des menschlichen Gehirns. Entwicklung der großen Hirnkommissuren und die Verwachsung von Thalamus und Striatum. Arch. Anat. Physiol. Anat. Abt. Heft 1, 29—60 (1903).
— Zur Frage der Existenzberechtigung der sog. Bogenfurchen des embryonalen menschlichen Gehirns, nebst einigen weiteren Bemerkungen zur Entwicklung des Balkens und der Capsula interna. Anat. Anz. **24**, 579—595 (1904).

Grünthal, E.: Neue Forschungsergebnisse über den Bauplan des Gehirns. Mitteil. d. naturforsch. Ges. Bern, 1938, X—XII.

GRÜNTHAL, E.: Untersuchungen zur Ontonenese und über den Bauplan des Gehirns. In FEREMUTSCH u. GRÜNTHAL: Beiträge zur Entwicklungsgeschichte und normalen Anatomie des Gehirns. Basel: Karger 1952.

HERRICK, C. J.: The morphological subdivision of the brain. J. comp. Neurol. 18, 393—408 (1908).

Hilpert, P.: Der Mandelkern des Menschen. J. Psychol. Neurol. 36, 44—74 (1928).

HINES, M.: Studies on the growth and differentiation of the telencephalon in man. The fissura hippocampi. J. comp. Neurol. 34, 73—171 (1922).

— Significance of the precentral motor cortex. In: BUCY, P. C. (ed.): The precentral motor cortex. Urbana, Ill. University of Illinois Press 1944.

HIS, W.: Die Formenentwicklung des menschlichen Vorderhirns vom Ende des ersten bis zum Beginn des dritten Monats. Abh. d. Math., Phys. Cl. d. Kgl. Sächs. Ges. d. Wiss. 15, 675—735 (1889).

— Die Entwicklung des menschlichen Gehirnes während der ersten Monate. Leipzig: Hirzel 1904.

HOCHSTETTER, F.: Beiträge zur Entwicklungsgeschichte des menschlichen Gehirns. Leipzig u. Wien: Deuticke 1919.

— Eröffnungsansprache zur 33. Versammlung der Anatomischen Gesellschaft. Verh. d. anat. Ges., Erg. H. zum 58. Band, 3—23 (1924).

HUMPHREY, T.: The development of the olfactory and the accesory olfactory formations in human embryos and fetuses. J. comp. Neur. 73, 431—468 (1940).

— Correlations between the development of the hippoampal formation and the differentiation of the olfactory bulbs. Ala. J. med. Sci. 3, 235—269 (1966).

— The development of the human hippocampal formation correlated with some aspects of its phylogenetic history. In HASSLER u. STEPHAN: The evolution of the forebrain. Stuttgart: Thieme 1966.

— The development of the human tuberculum olfactorium during the first three months of embryonic life. J. Hirnforschung. 9, 437—469 (1968).

JAKOB, A.: Normale und pathologische Anatomie und Histologie des Großhirns. Leipzig: Deuticke 1927.

JACOB, CHRISTFRIED: Vom Tierhirn zum Menschenhirn. München: Lehmann 1911.

JACOB, H.: Faktoren bei der Entstehung der normalen und der entwicklungsgestörten Hirnrinde. Z. ges. Neurol. Psychiat. 155, 1—39 (1936).

— Die feinere Oberflächengestaltung der Hirnwindungen, die Hirnwarzenbildung und die Mikropolygyrie, ein Beitrag zum Problem der Furchen- und Windungsbildung des menschlichen Gehirns. Z. Neurol. Psychiat. 170, 64—84 (1940).

JOHNSTON, J. B.: The morphology of the forebrain vesicle in vertebrates. J. comp. Neurol. 19, 458—535 (1909).

— The history of the nucleus caudatus and the stria terminalis in vertebrates. Anat. Rec. 14, 41 (1918).

KAHLE, W.: Studien über die Matrixphasen und die örtlichen Reifungsunterschiede im embryonalen menschlichen Gehirn. Dtsch. Z. Nervenheilk. 166, 273—302 (1951).

— Zur Entwicklung des menschlichen Zwischenhirns. Dtsch. Z. Nervenheilk. 175, 259—318 (1956).

KINGSBURY, B. F.: The law of cephalocaudal differential growth in its application to the nervous system. J. comp. Neurol. 56, 431—452 (1932).

KODAMA, S.: Über die Entwicklung des striären Systems beim Menschen. Orell Füssli, Zürich 1927.

KÖLLIKER, A. v.: Zur Entwicklung des Auges und des Geruchorgans menschlicher Embryonen. Festschrift, Würzburg 1883.

KONONOWA, E. P.: Raswntnje poljej lobnoj oblassti i wariabiljnosstj w strojenii eje kory u tscheloweka (Die Entwicklung der Stirnhirnfelder und die Variabilität der Rindenstruktur beim Menschen). Nevropat. i Psychiat, 9, VI, 57—73 (1940).

KUHLENBECK, H., u. E. v. DOMARUS: Zur Ontogenese des menschlichen Großhirns. Anat. Anz. 53, 316—320 (1920).

KUHLENBECK, H.: Über den Ursprung der Basalganglien des Großhirns. Anat. Anz. 58, 49—74 (1924).

Kuhlenbeck, H.: Über die Homologien der Zellmassen im Hemisphärenhirn der Wirbeltiere. Folia anat. Japonica 2, 325—364 (1924).
— Weitere Mitteilungen zur Genese der Basalganglien: Über die sogenannten Ganglienhügel. Anat. Anz. 60, 33—40 (1925).
— Die Grundbestandteile des Endhirnes im Lichte der Bauplanlehre. Anat. Anz. 67, 1—44 (1929).
Laissue, J.: Die histogenetische Gliederung der Rindenanlage des Endhirns. Acta anat. 53, 158—185 (1963).
Landau, E.: Anatomie des Großhirns. Bern: Bircher 1923.
Löwy, R.: Zur Frage der Mikrogyrie. Obersteiners Arbeiten 21, 1—40 (1914).
Macchi, G.: The ontogenetic development of the olfactory telencephalon in man. J. comp. Neurol. 95, 245—305 (1951).
Marchand, F.: Über die normale Entwicklung und den Mangel des Balkens im menschlichen Gehirn. Leipzig: Teubner 1909.
Meyer, H. H.: Die Massen- und Oberflächenentwicklung des fetalen Gehirns. Virch. Arch. 300, 202—224 (1937).
Mihalkowics, V. v.: Die Entwicklungsgeschichte des Gehirns. Leipzig: Engelmann 1877.
Nissl, F.: Zur Lehre der Lokalisation in der Großhirnrinde des Kaninchens. I. Völlige Isolierung der Hirnrinde beim neugeborenen Tier. S.-B. Heidelberger Akad. Wiss. Heidelberg 1911, S. 66.
Poljakow, G. I.: Rannij ontogenes kory bolschoge mosga tschelowega. (Die Frühentwicklung der menschlichen Hirnrinde). Nevropat. i Psichiat. 9, VI, 55—56 (1940).
Rabinowicz, Th.: The cerebral cortex of the premature infant of the 8th month. Progr. Brain Res. 4, 39—86 (1964).
Rakic, P., and P. I. Yakovlev: Development of the corpus callosum and cavum septi in man. J. comp. Neurol. 132, 45—72 (1968).
Ranke, O.: Normale und pathologische Hirnrindenbildung. Beitr. Path. Anat. 47, 51—125 (1910).
Retzius, G.: Das Menschenhirn. Stockholm: Norstedt & Söner 1896.
Richter, E.: Die Entwicklung des Globus pallidus und des Corpus subthalamicum. Monograph. ges. Geb. Neurol. Psychiat., Heft 108, 1—131. Berlin-Heidelberg-New York: Springer 1965.
— Über die Entwicklung des Globus pallidus und des Corpus subthalamicum beim Menschen. In: R. Hassler u. H. Stephan: Evolution of the forebrain, p. 285—295. Stuttgart: Thieme, 1966.
Rose, I. E.: The ontogenetic development of the rabbits diencephalon. J. comp. Neurol. 77, 61—130 (1942).
Rose, M.: Über das histogenetische Prinzip der Einteilung der Großhirnrinde. J. Psychol. Neurol. 32, 97—160 (1926).
— Die Ontogenie der Inselrinde. J. Psychol. u. Neurol. 44, 182—209 (1928).
— Anatomie des Großhirns. Hdb. d. Neurologie, Bd. 1. Berlin: Springer 1935.
Sanides, F.: Die Architektonik des menschlichen Stirnhirns. Heidelberg: Springer 1962.
— u. H. Gräfin v. Vitztum: Zur Architektonik der menschlichen Sehrinde und den Prinzipien ihrer Entwicklung. Dtsch. Z. Nervenheilk. 187, 680—707 (1965).
Schaffer, K.: Histogenese der Hirnfurchung. Z. Anat. 69, 467—482 (1923).
— Zum Problem der Hirnfurchung. Arch. Psychiat. 70, 452—465 (1924).
Schneider, R.: Ein Beitrag zur Ontogenese der Basalganglien des Menschen. Anat. Nachr. 1, 115—137 (1949).
Smith, G. Elliot: Notes upon the natural subdivison of the cerebral hemisphere. J. Anat. Physiol. 35, 432—454 (1901).
— The Evolution of man. Oxford: Milford 1924.
Solcher, H.: Zur Neuroanatomie und Neuropathologie der Frühfetalzeit. Berlin-Heidelberg-New York: Springer 1968.
Spatz, H.: Über die Entwicklungsgeschichte der basalen Ganglien des menschlichen Großhirns. Anat. Anz. 60, Erg.Heft, 54—58 (1925).
— Physiologie und Pathologie der Stammganglien. Hdb. f. Physiol. Bd. 10 (1927).
— Über die Bedeutung der basalen Rinde. Z. Neurol. 158, 208—232 (1937).

SPATZ, H.: Über Gegensätzlichkeit und Verknüpfung bei der Entwicklung von Zwischenhirn und basaler Rinde. Z. Psychiat. **125**, 166—177 (1949).
— Die Evolution des Menschenhirns und ihre Bedeutung für die Sonderstellung des Menschen. Nachr. Gießener Hochschulges. **24**, 52—74 (1955).
— Vergangenheit und Zukunft des Menschenhirns. Jb. Akad. Wiss. Lit. in Mainz. 229—242. Wiesbaden: Fr. Steiner, 1964.
— Gehirnentwicklung (Introversion-Promination) und Endocranialausguß. In: R. HASSLER u. H. STEPHAN: Evolution of the forebrain, p. 136—152. Stuttgart: Thieme, 1966.
STARCK, D.: Embryologie. Stuttgart: Thieme 1965.
— Die Evolution des Säugetiergehirns. Wiesbaden: Steiner 1962.
STREETER, G. L.: The cortex of the brain in the human embryo during the fourth month with special reference to the so-called "Papillae of Retzius". Amer. J. Anat. **7**, 338—343 (1907).
— Die Entwicklung des Nervensystems. Hdb. d. Entwicklungsgeschichte. Leipzig: Hirzel 1911.
TILNEY, F.: Behavior in its relation to the development of the brain. Bull. Neurol. Inst. New York **3**, 252—358 (1934).
VITZTUM, H. Gräfin v.: Entwicklungsprinzipien der menschlichen Sehrinde. In: HASSLER u. STEPHAN: Evolution of the forebrain. Stuttgart: Thieme 1966.
VOGT, C.: Etude sur la myélinisation des hémispheres cérébraux. Steinheil: Paris 1900.
VOGT, C., u. O. VOGT: Allgemeinere Ergebnisse unserer Hirnforschung. J. Psychol. Neurol. **25**, Erg.H. 1 (1919).
VOGT, O.: Der Wert der myelogenetischen Felder der Großhirnrinde. Anat. Anz. **29**, 273—287 (1906).
VRIES, E. DE: Bemerkungen zur Ontogenie und vergleichenden Anatomie des Claustrums. Folia neuro-biol. (Lpz.) **4**, 481—513 (1910).
WOOLAM, D.: Casts of the ventricles of the brain. Brain **75**, 259—267 (1952).
ZUCKERKANDL, E.: Zur Entwicklung des Balkens und des Gewölbes. S.-B. Akad. Wiss. Wien, math.-naturw. Kl. **110**, 233—307 (1901).
— Zur Entwicklung des Balkens. Arb. neurol. Inst. Wien **17**, 373—409 (1909).

Sachverzeichnis

Herstellung: Konrad Triltsch, Graphischer Betrieb, Würzburg